Actúe...
y sálvelos

**Prevención y atención
primaria para niños.**

"Actúe y sálvelos"
2019
Lic. Magdalena de Roth (+)
3ra Edición
Editado por Be Happy Co
Barranquilla – Colombia

Dedicado a:
Mi esposo Mauricio,
Mis hijas Fanny Erika,
Dalia Yénnifer
y a todos los niños.

TESTIMONIO DE GRATITUD

Quiero agradecer a todas aquellas personas que contribuyeron con sus ideas y apoyo a la elaboración de esta obra.

A una persona en especial, mi amiga y colega Hercilia Mora (q.e.p.d) con quien compartimos trabajo, ideales y logros.

Siento mucha gratitud por la desinteresada y magnífica colaboración del Dr. Guillermo Federico Klinkert. Gracias a la Lic. Isabel Tarquino por sus ideas y comentarios.

Debo agradecer a la Dra. Mercedes Jaimes de Pino por su valiosa ayuda.

Agradezco a la señora Alicia de Sarmiento por su apoyo personal.

Doy gracias a la Dra. Lilia Magallanes por sus útiles sugerencias y elaboración de prólogo.

A la Dra. Gladis de Carmona por sus notas y comentarios.

A las Sras. Dolly Kolman y Mary de Romero por su apoyo personal.

Agradecimientos a la Dra. Yelipza Moreno por su apoyo en la publicación.

Gracias Adolfo Houtman, Operaciones de Rescate Ofidios.

A la Sra. Elisa Soler de Blanco por su apoyo personal.

A la profesora Francoise Labeca por su apoyo moral.

Gracias por su apoyo logístico Sra. Rosa de Shields, lo mismo para Vicenza Fato.

Por último quiero hacer un particular énfasis en la ayuda, paciencia y apoyo que durante todos estos años, desde que surgió la idea de hacer "actualización de la Practica de Enfermería",1ra. Edición y "Actúe y Sálvelos", aportó la Lic. Juliana Ayala de Moya.

La autora.

PRESENTACIÓN

Me he sentido muy honrada, como Directora de Extensión y Servicios a la Comunidad de la Universidad de Carabobo, de realizar una pequeña presentación de experiencias y vivencias producto de su dedicación por muy largo tiempo a la atención de pacientes, ha querido compartir con nuestras comunidades y de manera muy especial a los padres, maestros o representantes del ciudadano diario, de ese caudal tan precioso como son nuestros niños.

Nosotros hemos considerado, que entre las actividades de la Dirección puede desarrollar, figura la divulgación de conocimientos; que en un lenguaje claro y sencillo pueda llegar a una población heterogénea, por lo que este libro con la selección de los temas y la forma secuencial lo logrará. En él se dan las herramientas básicas para que cualquier persona pueda actuar rápidamente ante una situación de riesgo o emergencia, permitiendo primero realizar una atención primaria mientras se logra obtener el tratamiento adecuado en los sitios correspondientes para este fin.

Así observamos que existe una dirección sistemática en el libro en lo referente a las medidas preventivas, primeros auxilios y de temas que son de gran relevancia en nuestro tiempo como lo son la drogadicción y el sida.

Quiero por ultimo felicitar a la autora por haber plasmado en una forma útil y concisa todo ese lenguaje de conocimientos.

Suerte

Prof. Yelipza Moreno
Directora de Extensión y Servicios a la Comunidad
de la Universidad de Carabobo
Venezuela

PRÓLOGO

He aceptado con gran cariño realizar el prólogo de un libro que para mí es muy importante como Médico Pediatra y Médico Sanitarista, ya que trata de los accidentes más frecuentes que ocurren en nuestros niños en la edad comprendida entre 0 y 12 años y más importante aún, porque nos enseña cómo prevenir los mismos en cada uno de nuestros hogares.

La autora, la apreciada Lic. Magdalena de Roth, excelente profesional de la Enfermería, quien dedicó gran parte de si vida a la atención directa del paciente, para luego compartir sus conocimientos a través de la docencia, hoy nos deleita con la presentación de este libro, que viene a completar su trabajo con el anteriormente publicado sobre "Actualización de la Práctica de Enfermería".

Este libro tiene grandes méritos, puesto que ha sido realizado por su autora, con grandes sacrificios y que han significado días y noches de verdadero trabajo y dedicación. En estos momentos en que realizó el prólogo de este libro, llega a mi mente un recuerdo cariñoso para la Lic. Hercilia Mora, hoy separada de nosotros físicamente, pero continúa en nuestros corazones y en nuestro pensamiento y que junto con Magdalena cumplió a cabalidad con las labores de Enfermería y luego en la docencia hasta su separación de nosotros.

Quiera Dios que por muchos años podamos contar con personas que quieran dedicarse a escribir libros como éste, que son de verdad una gran enseñanza y que cada hogar venezolano, pueda adquirir un ejemplar del mismo, para con ello tratar de hacer una verdadera prevención a los accidentes, futuro de la Patria venezolana, y que con explicaciones muy sencillas puedan hacer que se le dé tratamiento adecuado al niño, antes de ser llevado a un Centro Asistencial, con las medidas explicadas

Alertar a la madres y a las personas que cuidan de los niños sobre la necesidad de permanecer atentos a todo y cada uno de los movimientos que realizan, porque los mismos no conocen ni advierten el peligro dentro y fuera de sus respectivos hogares.

Agradezco en verdad a Magdalena, por este gesto tan especial que ha tenido para conmigo, al solicitarme la realización del Prólogo de su obra, que estoy segura no es más que un reconocimiento de su parte a la labor que por muchos he venido realizando como Médico Pediatra y Sanitarista en el primer centro asistencial de nuestro Estado.

Gracias y suerte Magdalena.

Dra. Lilia Magallanes M.

Comentario al libro que la Lic. Magdalena de Roth recién terminó de escribir

La creatividad, acompañada de una buena dosis de sensibilidad, hace que una persona se esfuerce por alcanzar sus metas, motivada por el amor a sus semejantes, el deseo de ser útil es una forma de entrega, un compartir con todo lo que está convencida que es bueno para la comunidad; la autora de este libro del comentario, tiene un caudal de conocimientos y experiencias que quizá no ha tenido hasta ahora la oportunidad de compartir, aún cuando ella ha estado y está presente en las comunidades en las que la necesitan, llevando apoyo, impartiendo principios preventivos y dando ayuda a los más desvalidos.

La creación de esta obra responde a esa inquietud por proyectarse en bien de la colectividad y está concebida y lograda para que cualquier persona pueda atender una emergencia adecuadamente y sobre todo prevenir accidentes en forma total, parcial, temporal o definitiva, incapaciten a quien los sufra.

La selección y recopilación de los temas incluidos es un trabajo arduo, que merece el reconocimiento de las personas que se interesan o están involucradas en la atención primaria de la población.

Como todo lo realizado por humanos, no está exenta de imperfecciones, pero el contenido, su presentación novedosa y de fácil manejo llenará las expectativas del público a quien va dirigido.

Considero que será de gran ayuda a los padres jóvenes.

Quiero dar mi reconocimiento al esfuerzo y perseverancia de la autora. Vaya para ella mi palabra de aliento y de gratitud por la confianza y el honor que inmerecidamente me ha dispensado al pedirme este comentario.

Gracias

Isabel Tarquino
Lic. en Enfermería

INTRODUCCIÓN

Los accidentes son las emergencias más comunes ocurridas a los niños, generalmente entre las edades comprendidas de 0 meses a 13 años. Los niños son más susceptibles que los adultos a tener serios accidentes, por su escaso poder e discernir y porque muchas veces son víctimas del descuido de los adultos.

Durante los primero años de la infancia el desarrollo del niño es muy rápido y es relativamente fácil para los padres controlarlos, pero al mismo tiempo potencialmente peligroso, por los riesgos que se pueden presentar.

Los padres aprenden en cada fase del desarrollo del niño a orientarlo, ayudarlo y cada día se inicia con un nuevo periodo de expectativa, como cuando comienzan a gatear y a caminar. Este periodo de movimientos y expansión del niño, es un mundo nuevo para él y aumenta su exposición a los riesgos de la exploración.

Es normal para el niño identificar rápidamente su crecimiento y por lo tanto quiere alcanzarlo, pero está limitado por la falta de habilidad y experiencia; esto lo hace vulnerable los accidentes y los padres deben protegerlo físicamente, pero también hay que estimularlo para que adquiera seguridad e independencia.

"Actúe y sálvelos" está dirigido a los padres, representantes o acudientes, maestros, profesores de los niños, para que en un momento de emergencia, en una situación riesgosa se consulte y ACTÚEN rápidamente por medio de una acción de atención primaria encaminadas a salvar, prevenir o curar, mientras llega un centro médico asistencial.

La primera parte de la obra trata sobre las medidas preventivas, en el hogar, con los juguetes, y jugos n la calle y autobús, en el automóvil, en la escuela, con las bicicletas, en los parques, campamentos, en el agua, mar, río, piscinas, buceo, sky, surfing, pesca. Ficha de datos de historia del niño, esquema de inmunizaciones o vacunas, enfermedades más comunes de los niños y salud mental.

La segunda parte contiene los primeros auxilios inmediatos, el botiquín, signos vitales, respiración artificial, paro cardíaco, desmayos, hemorragias, fracturas, heridas y lesiones, quemaduras, envenenamientos, picaduras y mordeduras, fiebre e insolación.

Teniendo en cuenta las altas cifras demográficas actuales sobre los flagelos de drogadicción y Sida, se incluyeron las medias básicas sobre sus causas y prevención en la última parte de la obra.

Para tener una mejor seguridad en el desarrollo de las actividades del niño, tenga en cuenta tres puntos importantes:

1.- Explíquele los límites de seguridad que tiene para comportarse a lo largo de un entrenamiento o una situación especial.

2.- Enséñele las limitaciones, hasta donde él pueda entender y aceptar.

3.- Refuércele estas limitaciones, para que nunca las olvide y no le ocurran accidentes por ignorancia.

ÍNDICE

A	Agotamiento por calor	103
	Algunas plantas venenosas	111
	Andaderas	24
	Asma	49
	Ataque Cardíaco	63
	Atención primaria en intoxicaciones	113
	Atragantamiento o atoramiento	97
B	Bajar fiebre	100
	Botiquín de primeros auxilios	53
	Bronquitis	48
C	Caídas	20
	Choque eléctrico	99
	Convulsiones	98
	Congelamiento	100
	Cunas – Corrales – Coches	23
	Control de hemorragias	66
	Cuerpos extraños y sustancias químicas en el ojo	78
	Cuerpos extraños en el oído	80
D	Desmayos	65
	Diarrea y vómitos	51
	Difteria	50
	Dislocaciones	93
	Drogas	120
E	Electrocutados	99
	Enfermedades en los niños	48
	Envenenamientos Por inhalación	108 -110
	Envenenamiento por contacto	110
	Envenenamiento por ingestión	111

E	Estado de choque	64
	Exposiciones al frío	100
F	Fiebre	100
	Ficha de datos e historial del niño	47
	Flote improvisado	46
	Fracturas	86
	Fracturas de cráneo	87
	Fracturas de clavícula y hombros	88
	Fracturas de codo recto y doblado	88 – 89
	Fractura de pelvis – cadera	91
	Fracturas rodilla – pierna – tobillo	92
	Fuego	21
H	Hemorragias Método para detenerlas	66
	Presión directa	66
	Presión puntos de referencia	67
	Aplicación de torniquete	68
	Hemorragia nasal o epístaxis	70
	Hemorragia interna	71
	Hemorragia por objetos penetrados	72
	Hemorragia por amputaciones	73
	Heridas o lesiones en los ojos	78
	Heridas y traumatismos en los ojos	79
	Heridas y traumatismos en los oídos	80
	Heridas y lesiones de pecho por aplastamiento	81
	Heridas en el estómago	82
	Heridas en las costillas (tórax)	83
	Hipotermia	100 - 101
	Hipo	102
I	Improvisación de camilla	105
	Influenza o virosis	49
	Inmovilización del cuello y cabeza	87
	Inmovilización de los dedos	89

I	Inmovilización del pie	92
	Insolación	103
	Intoxicaciones por picaduras y mordeduras	113
J	Juguetes de acuerdo con la edad del niño	28
L	Laceraciones globo ocular	78
	Lesiones o heridas en la cabeza	74
	Lesiones o heridas abiertas	75
	Lesiones o heridas en cara y mandíbula	76
	Lesiones y heridas por objetos penetrados	76
	Lesiones y heridas en la boca	77
	Lesiones en la nariz	77
	Lesiones y heridas en la mano	84
	Luxaciones y esguinces	86
M	Machucones y cortaduras en la mano	85
	Mesa de arena	36
	Mordeduras y picaduras de animales de mar	116
	Mordeduras y picaduras de serpientes u ofidios	118
	Mordeduras de perros, gatos y roedores	119
	Morrales	24
N	Navegación	41
	Neumonía	48
	Normas preventivas con las bicicletas	34
O	Objetos incrustados en el cráneo y cara	76
P	Paro cardíaco en lactantes	61
	Paro cardíaco en mayores de cinco años	62
	Paroditis (paperas)	51
	Picaduras de insectos	114
	Prevención y seguridad en el hogar	15
	Precauciones generales contra el Sida	126
Q	Quemaduras por calor	95
	Quemaduras de tercer grado	96
	Quemaduras por productos químicos	96

R	Recomendaciones generales para prevenir el Sida	127
	Resfriado común	48
	Respiración artificial en lactantes	59
	Respiración artificial en mayores de cinco años	60
	Rubéola	49
S	Salud mental	53
	Sarampión	49
	Sustancias tóxicas en diferentes áreas del hogar	19
	Seguridad con equipos del bebé	22
	Seguridad con los juguetes y los juegos	25
	Seguridad en la calle y el autobús	31
	Seguridad en la escuela	32
	Seguridad en el automóvil	30
	Seguridad con las bicicletas	33
	Seguridad en el parque y las áreas deportivas	35
	Seguridad en las excursiones y campamentos	38
	Seguridad en el agua	40
	Sillas	24
	Síntomas sospechosos de consumo de drogas	125
	Sida	126
	Sistema dentário de serpientes	118
	Signos vitales	54
	Supervivencia	43
T	Taponamiento nasal	77
	Toma de temperatura	54
	Toma de pulso	56
	Toma de la respiración	58
	Toma de la presión arterial	58
	Torniquete	68
	Torceduras	93
	Transporte de heridos	104 - 107
V	Varicela o lechina	50

Actúe... y sálvelos

PRIMERA PARTE

Prevención
y
medidas de seguridad

Prevención y seguridad en el hogar

Los padres deben brindar seguridad en el hogar, teniendo en cuenta que es el sitio donde crecen y se desarrollan los niños; en consecuencia será un lugar libre de peligros.
Como resultado de nuestras experiencias, en este libro orientaremos al lector acerca de la seguridad dentro del mundo en el que los niños viven, para cimentar conceptos y normas de prevención de accidentes, principios y técnicas para aplicar los primeros auxilios que se pueden prestar mientras conseguimos un auxilio médico.

En las áreas sobre prevención y seguridad en el hogar mostraremos los accidentes que pueden ocurrir en el hogar, con dibujos cuidadosamente elaborados, página por página, ilustrando cada uno de los ambientes de la casa y sugiriendo el riego que pudiese haber en cada área.

Es importante que los padres reconozcan, no solamente, los riesgos que pudiese haber en nuestra casa, sino que también hay que prevenirlos.

Recordemos que el estado de ánimo y las circunstancias de la familia influyen de manera decisiva en la seguridad que el niño pueda tener en su propio hogar.

Los accidentes que ocurren con más frecuencia se presentan por las siguientes causas:

• Cuando los niños tienen hambre o sed y no hay nada preparado para comer o beber.
• Muchos envenenamientos ocurren, justamente, antes de las horas de las comidas.
• Cuando los niños y los padres están cansados, generalmente antes de la siesta y/o la hora de acostarse.
• Cuando los niños son hiperactivos o están apuraos y realizan actividades apresuradamente.
• Cuando las madres están embarazadas y/o enfermas y no les es posible supervisar el cuidado diario que requiere el niño.
• Cuando las personas que cuidan a los niños no tiene mucha experiencia o no los conocen.
• Cuando los padres se encuentran en un estado emocional muy estresado y descuidan a los niños y éstos pueden tomar diferentes rumbos.
• Cuando la rutina de la familia ha variado por largos viajes y vacaciones.

En cada ambiente de la casa hay, generalmente, sustancias tóxicas que los niños pueden llegar a ingerir. Los accidentes por envenenamiento ocurren comúnmente a los niños menores de cinco años, por comer o beber sustancias tóxicas que, por descuido, se dejan al alcance de ellos.

Sugerimos a los padres mantener fuera del alcance de los niños, y preferiblemente guardadas en un sitio con llave, toda sustancia tóxica.

Para evitar confusiones, los alimentos y las sustancias tóxicas deben ser almacenados o guardados por separado, **nunca mezclados**, para evitar que usted mismo o sus hijos puedan ingerir por equivocación, o por estar envaso en un recipiente de comidas, como botellas de refresco, portes de leche u otros empaques muy familiares.

Las sustancias que haya en la casa deben estar herméticamente cerradas, debidamente identificadas con un rótulo y ordenadas lejos del alcance de los niños.
Evite dejar en cualquier lugar de la casa las bolsas o paquetes que traigan con sustancias tóxicas.

La acción tóxica de la sustancia depende de la cantidad ingerida, actúe rápidamente y solicite información en el centro toxicológico más cercano (ver procedimiento pág 108).

Debido a la corta edad y a la falta de ayuda, los niños son particularmente susceptibles a tener accidentes por asfixia y por caídas.

Sugerimos a los padres tomar estas precauciones:

- Retire las bolsas plásticas que estén al alcance de los niños.
- Evite el uso de juguetes, colchones y almohadas infladas con agua.
- No coloque almohadas ni mantas que puedan interferir en la respiración del niño.
- No deje al bebé con el tetero colocado en la boca. Éste debe ser, siempre, administrado por una persona adulta.
- Mantenga el congelador o el cuarto frío con la puerta cerrada con llave.
- Retire los objetos amontonados o apilaos que puedan caer encima del niño, tapándolo o aprisionándolo.
- Elimine cuerdas, corbatas, mecates, pañoletas y/o bufandas, de la habitación de los niños.
- Evite que los niños corran o jueguen con la boca llena de comida o con algún objeto.

PRECAUCIONES EN LAS ÁREAS DEL HOGAR

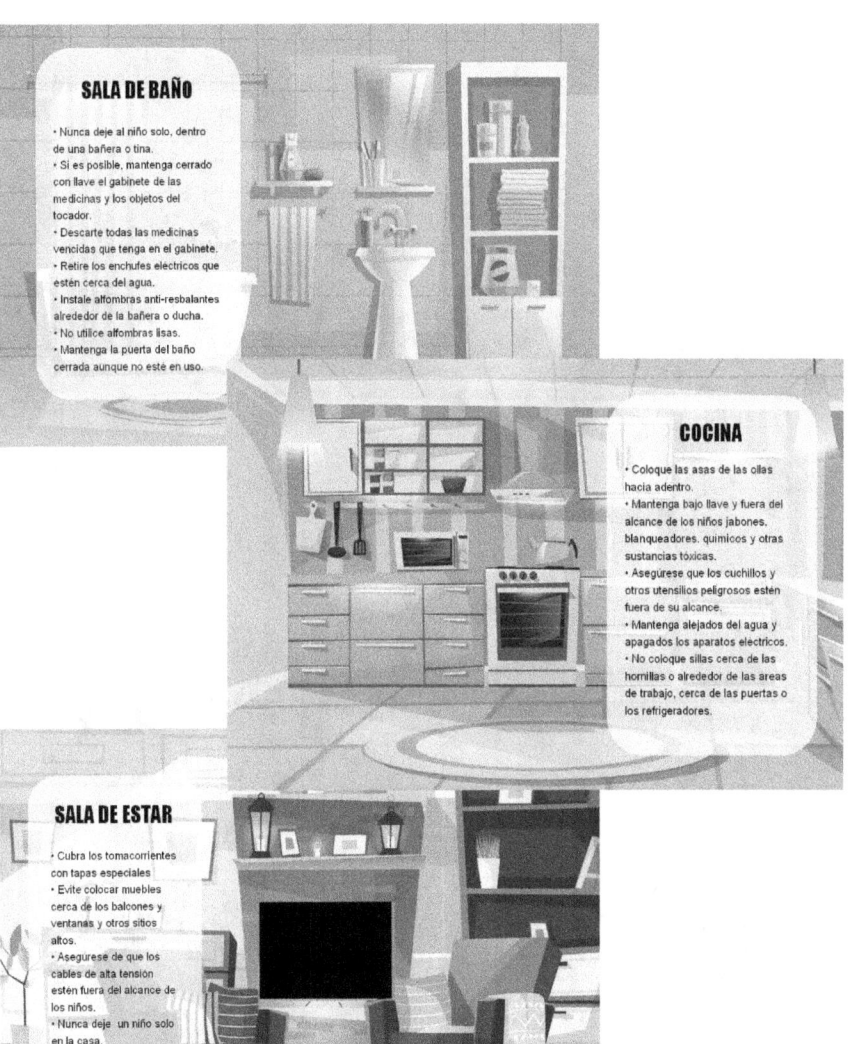

SALA DE BAÑO
- Nunca deje al niño solo, dentro de una bañera o tina.
- Si es posible, mantenga cerrado con llave el gabinete de las medicinas y los objetos del tocador.
- Descarte todas las medicinas vencidas que tenga en el gabinete.
- Retire los enchufes eléctricos que estén cerca del agua.
- Instale alfombras anti-resbalantes alrededor de la bañera o ducha.
- No utilice alfombras lisas.
- Mantenga la puerta del baño cerrada aunque no esté en uso.

COCINA
- Coloque las asas de las ollas hacia adentro.
- Mantenga bajo llave y fuera del alcance de los niños jabones, blanqueadores, químicos y otras sustancias tóxicas.
- Asegúrese que los cuchillos y otros utensilios peligrosos estén fuera de su alcance.
- Mantenga alejados del agua y apagados los aparatos eléctricos.
- No coloque sillas cerca de las hornillas o alrededor de las áreas de trabajo, cerca de las puertas o los refrigeradores.

SALA DE ESTAR
- Cubra los tomacorrientes con tapas especiales
- Evite colocar muebles cerca de los balcones y ventanas y otros sitios altos.
- Asegúrese de que los cables de alta tensión estén fuera del alcance de los niños.
- Nunca deje un niño solo en la casa.

SUSTANCIAS TÓXICAS EN DIFERENTES ÁREAS DEL HOGAR

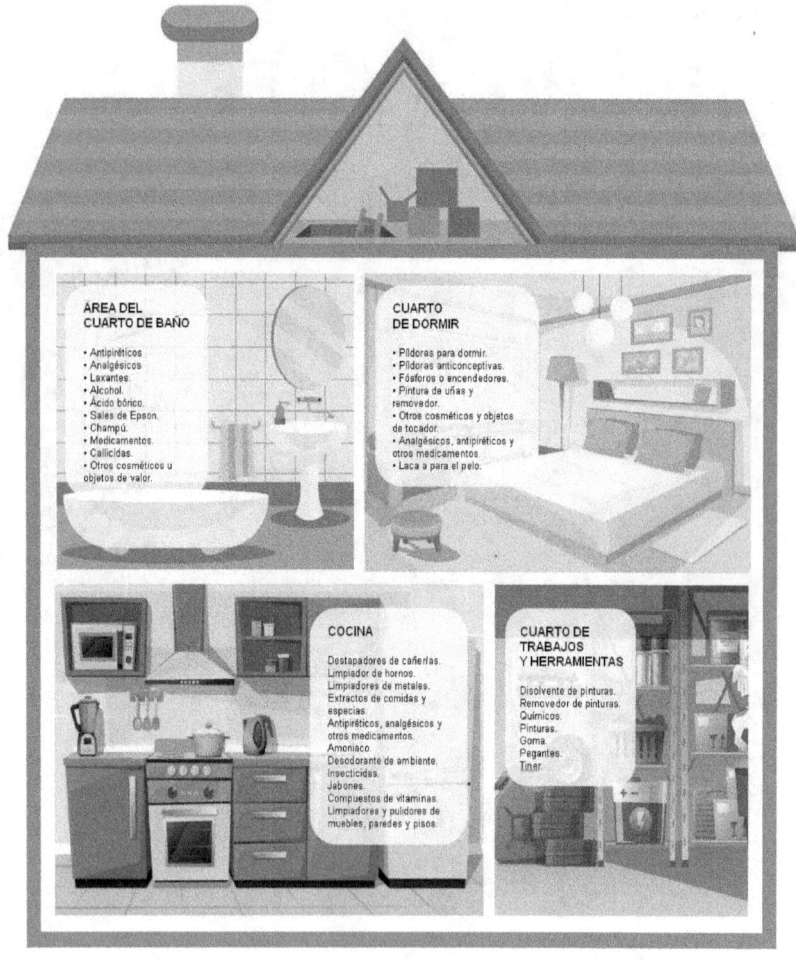

PRECAUCIONES EN EL HOGAR

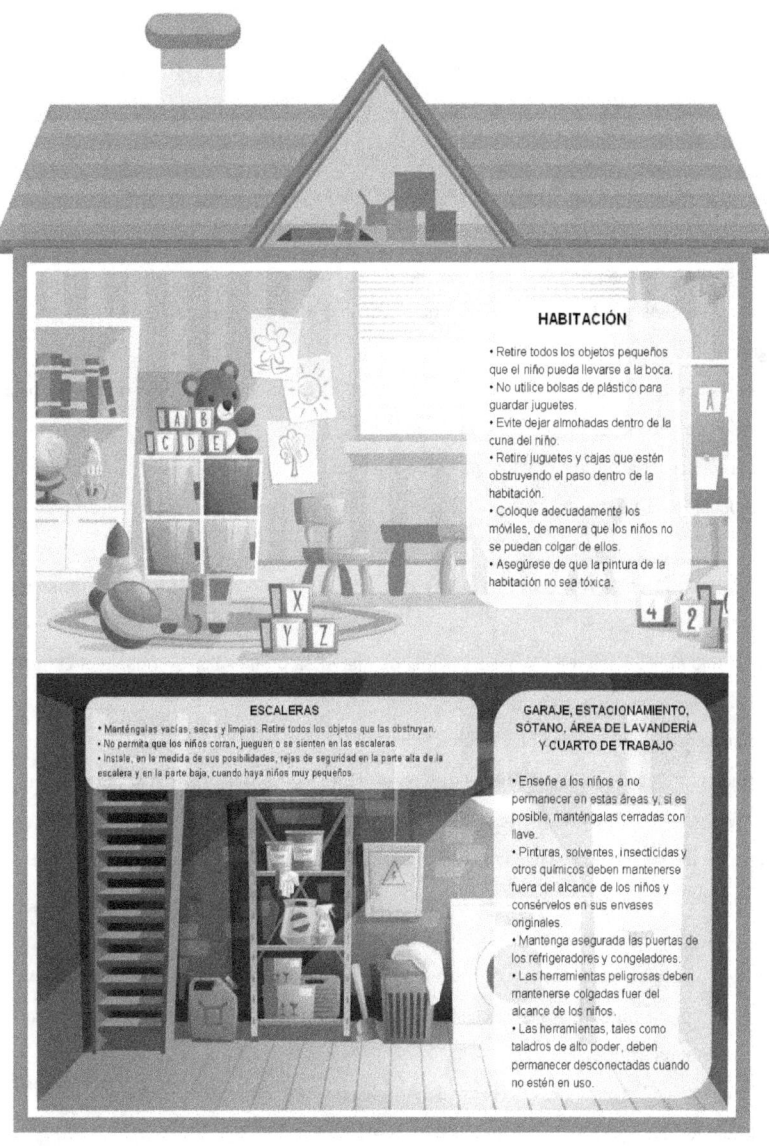

HABITACIÓN

- Retire todos los objetos pequeños que el niño pueda llevarse a la boca.
- No utilice bolsas de plástico para guardar juguetes.
- Evite dejar almohadas dentro de la cuna del niño.
- Retire juguetes y cajas que estén obstruyendo el paso dentro de la habitación.
- Coloque adecuadamente los móviles, de manera que los niños no se puedan colgar de ellos.
- Asegúrese de que la pintura de la habitación no sea tóxica.

ESCALERAS

- Manténgalas vacías, secas y limpias. Retire todos los objetos que las obstruyan.
- No permita que los niños corran, jueguen o se sienten en las escaleras.
- Instale, en la medida de sus posibilidades, rejas de seguridad en la parte alta de la escalera y en la parte baja, cuando haya niños muy pequeños.

GARAJE, ESTACIONAMIENTO, SÓTANO, ÁREA DE LAVANDERÍA Y CUARTO DE TRABAJO

- Enseñe a los niños a no permanecer en estas áreas y, si es posible, manténgalas cerradas con llave.
- Pinturas, solventes, insecticidas y otros químicos deben mantenerse fuera del alcance de los niños y consérvelos en sus envases originales.
- Mantenga asegurada las puertas de los refrigeradores y congeladores.
- Las herramientas peligrosas deben mantenerse colgadas fuer del alcance de los niños.
- Las herramientas, tales como taladros de alto poder, deben permanecer desconectadas cuando no estén en uso.

Caídas

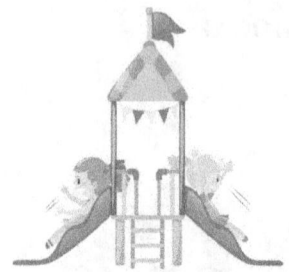

Las caídas son los accidentes graves que pueden ocurrir a un niño de cualquier edad, en la casa o fuera de ella. A continuación sugerimos las mínimas precauciones que usted debe tener en cuenta para evitarlas:

• Asegúrese de que los pisos no estén resbalosos y evite mantenerlos muy encerados. Séquelos inmediatamente después que se derrame un líquido.

• Revise alfombras y felpudos; asegúrese que estén pegados firmemente al piso y no presenten arrugas.

• Evite lubricar las llaves de la ducha y lavamanos y asegúrese de que no haya objetos resbalosos en la casa con los que los niños se puedan caer.

• Recoja los juguetes y otros objetos que estén esparcidos en el piso. Los juguetes deben tener un sitio especial para ubicarlos. Después de que los niños los usen deben quedar guardados en su lugar.

• Si el bebé está en la cuna, asegúrese de que las barandas estén en posición correcta y no presenten riesgo de abrirse.

• Nunca deje al bebé sólo en el coche, encima de una mesa o una silla. Colóquele el cinturón de seguridad o los dispositivos reglamentarios.

• Los cuartos y corredores deben tener luces adecuadas.

• Las puertas y corredores estarán libres de obstrucciones. Asegúrese que las escaleras estén libres de obstáculos y en buenas condiciones para pasar y transitar.

• Mantenga las barandas o pasamanos en buenas condiciones y observe que los limpiapies estén fijos, para evitar rodar por la escalera.

• Si la casa tiene escaleras y hay niños pequeños, instale una reja de seguridad.

• Controle los balcones o porches y asegúrese de que estén protegidos con barandas o rejas. Revise las ropas del niño, tales como faldas, pantalones, monos y otros que les impidan caminar o desplazarse libremente.

• Tenga en cuenta los cordones o trenzas sueltos y los ruedos o dobladillos rotos.

• Evite que los niños se suban a las mesas u otros muebles.

Fuego

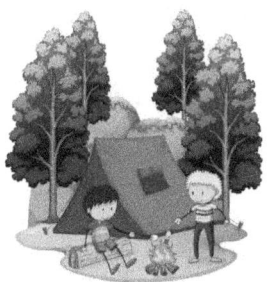

El fuego es la mayor amenaza que tiene la casa y los niños. Indicaremos algunas de las medidas preventivas para protegerlos de accidentes

- Asegúrese de que los cables y conexiones eléctricas de la casa estén en buenas condiciones.
- Nunca sobrecargue los circuitos. Tenga precauciones acerca del uso de las extensiones y cables conectados en el mismo enchufe.
- Examine frecuentemente los equipos eléctricos, tales como cocinas, calentadores, planchas y esté segura de que estén funcionando bien.
- Cambie los cables y clavijas rotas o desgastadas.
- Mantenga herméticamente cerrados y en latas líquidos inflamables, lejos de sitios en lo que haya fuego.
- No deje acumular la basura. Deséchela rápidamente.
- Tenga cuidado con el fuego del cigarrillo, si uste fuma.
- Mantenga el extinguidor de fuegos en su cocina y en cada piso, si es posible.
- Adviértale a los niños que el fuego produce quemaduras en la piel y que estas pueden ser causadas por las estufas y cocinas, calentadores, llamas, líquidos calientes, fósforos y cigarrillos encendidos.
- Nunca permita que los niños jueguen con fuego.
- Cuando cocine mantenga los mangos o asas, de las ollas y sartenes hacia adentro, de manera que los niños no puedan alcanzar estos utensilios.
- Retire las sillas que están cerca de la cocina para que el niño no pueda trepar.
- A la hora de las comidas coloque los alimentos calientes en el centro de la mesa, de manera que el niño no pueda alcanzarlos.
- Nunca pase comida caliente sobre la cabeza de los niños.
- Enseñe a sus niños tener mucho cuidado cuando hay agua caliente en la casa y particularmente en el baño o en la ducha. Oriéntelo sobre como se pueden mezclar.

- Mantenga desenchufados los aparatos eléctricos cuando no estén en uso y, si esto no es posible, asegúrese de que los cables estén en buen estado.
- Apague y desconecte los aparatos eléctricos que tengan una conexión muy pesada.
- Enseñe a sus niños que nunca introduzcan llaves, pinzas, clavos u otros objetos metálicos dentro de los tomacorrientes.
- Cuando desconecte un cable de una extensión no la deje enchufada, porque un niño podría electrocutarse si la toca con la lengua o la agarra con las manos mojadas.
- Controle los juguetes eléctricos y observe si los enchufes están en buen estado.
- Enseñe a sus niños, qué deben hacer cuando haya una emergencia de fuego y ensaye con ellos. Asegúrese de que conozcan la precaución.

Armas

Todas son de alto riesgo para los niños, pistolas, escopetas, fusiles, revólveres, ametralladoras y otros. Si usted pose alguna arma en su casa guárdela muy bien y bajo llave en un lugar seguro y fuera del alcance de los niños. Manténgala siempre en el mismo sitio y guárdela descargada.

Seguridad con los equipos del bebé

No todos los equipos para niños están construidos con diseños de seguridad. A continuación se sugerimos una guía para que la tenga en cuenta cuando vaya a adquirir, instalar o adaptar sillas, andaderas, morrales, cunas, corrales o coches.

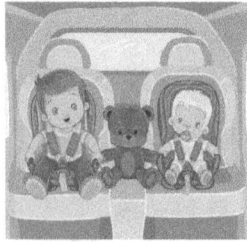

Silla para bebé: La base de esta silla debe ser firme y fuerte, los soportes resistentes y seguros para soportar el peso y evitar que se doblen o colapsen. Asegúrese de que la silla portabebés traiga cinturones de seguridad o aditamentos para sujetar. Coloque la silla sobre un plano firme y, preferiblemente, rugoso.

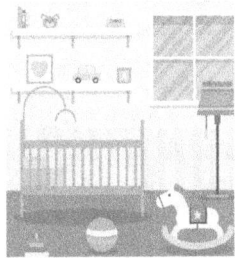

Cunas: Los barrotes de las barandas de las cunas deberán estar suficientemente unidos, de manera que no quepan la cabeza ni el cuerpo del bebé. Los copetes y barandas deben ser altos, para evitar que le bebé se caiga. El colchón será del tamaño exacto del jergón o base de la cuna. Cuando el bebé ya pueda pararse baje la posición del colchón hasta el mínimo. Retire almohadas, cajas, juguetes u otros objetos que el niño pueda utilizar como escalera para trepar.

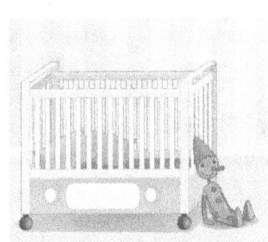

Corrales: Los barrotes del corral deben estarán los suficientemente unidos, de manera que el niño no pueda meter la cabeza ni el cuerpo. Los corrales de malla deben ser elaborados con material de trama pequeña. Evite colocar al bebé en corrales con la mall rota. Compruebe que el piso del corral sea fuerte y seguro. Coloque una colchoneta en la base del corral, preferiblemente de material impermeable. Supervise constantemente al niño y, si es posible, instale el corral cerca del sitio donde usted está. Evite usar corrales con tapa o techo.

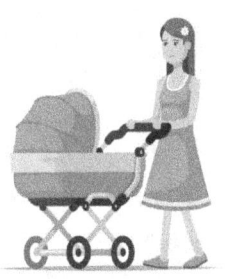

Coches: Los coches deben tener los espaldares firmes y que se puedan colocar verticalmente. El asiento debe ser cómodo y seguro, con cinturones para sujetar al bebé. Aprenda a utilizar el freno de seguridad de las ruedas traseras. Inspeccione las clavijas y evite prensar los dedos del bebé. El coche debe ser conducido solo por personas adultas. Tenga la precaución de no colocar el coche en posición inclinada, de manera que pueda rodar hacia a tras o hacia adelante.

Adaptación de una silla para niños mayores

Cuando el niño es más grande siéntelo sobre un cojín y colóquele el cinturón de seguridad, afirmándolo sobre las caderas y no sobre el abdomen. Si es necesario coloque dos cojines en vez de uno, para permitir que el niño vea por la ventanilla del automóvil.

Andaderas: La base o marco de la andadera debe ser amplia, con las ruedas bien colocadas y lubricadas. El piso por donde se va a desplazar el bebé con la andadera debe estar completamente liso y libre de obstáculos. Evite andaderas que tengan resortes, alambres u otros objetos cortantes o puntiagudos. El asiento de la andadera estará construido de plástico irrompible o tela fuerte, en forma de guayuco. Supervise constantemente al niño cuando esté usando la andadera y ayúdelo en caso de que haya desniveles en el piso.

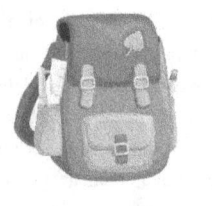

Morrales o mochilas: Seleccione el morral apropiado, de cuerdo al tamaño y el peso del niño. Asegúrese de que sea lo suficientemente profundo, con soporte en la espalda y que esté equipado con buenos cinturones de seguridad. Los agujeros o huecos por donde pasan las piernas del bebé deben ser moderadamente amplios. El material de confección del morral debe ser de buena calidad, para mayor protección del bebé.

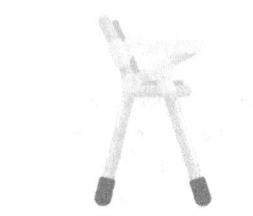

Silla de comedor: Las sillas del comedor deben ser altas, con una base estable, buenos cinturones o aditamentos de seguridad, con respaldar y marco firmes y no deben tener ruedas. Cuando utilice estas sillas, verifique el cinturón o mecanismo de seguridad. La silla estará al mismo nivel del comedor de los adultos.

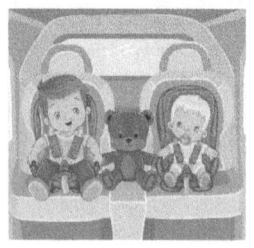

Silla para el automóvil (de 1 a 3 años): Cuando adquiera esta silla tenga presente que esté de acuerdo a la edad y talla del niño, adaptable a la silla del automóvil. Una buena silla debe tener protección para la cabeza, amortiguadores en el asiento y debe ser adaptable al modelo de carro y cinturón de seguridad. El motivo o razón de utilizar este tipo de silla es evitar impactos que puedan lesionar al niño con cualquier movimiento brusco del carro.

Seguridad con los juguetes y los juegos

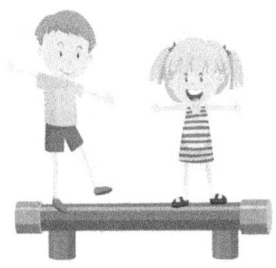

Muchas veces los padres obvian las normas de seguridad cuando van a adquirir juguetes para los niños. Si tenemos en cuenta que la finalidad es entretener y al mismo tiempo ayudar a desarrollar destrezas y habilidades, seleccione con criterio los juguetes para su hijo y precise lo siguiente: la edad, las habilidades, los intereses y las limitaciones del niño.

• Cuando compre juguetes para los niños mayores considere los riesgos que estos puedan traer para los hermanos menores.

• Generalmente los juguetes están elaborados de material irrompible y eventualmente se agrietan, dejando astillas o pedazos cortantes, si esto ocurre elimínelos del uso.

• Algunos juguetes son aparentemente seguros, pero cuando se quiebran pueden convertirse en un arma peligrosa.

• Seleccione los juguetes de arrastra y empujar, estos deben ser resistentes y seguros.

• Enséñele a su hijo a guardar y colocar en un sitio especial los juguetes que ha utilizado.

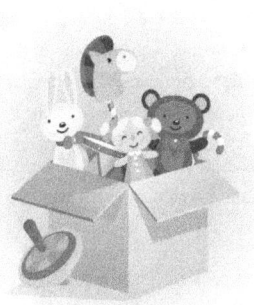

• Los juguetes hechos de tela o trapo deben tener un rótulo que diga: "Resistente al fuego y no inflamable".

• Promociónele a los niños un lugar y juguetes apropiados para su recreación.

• Revise periódicamente los juguetes y supervise el juego de los niños.

• Cuando adquiera un juguete examínelo cuidadosamente, observe la calidad, los diseños y los materiales de elaboración o construcción de los mismos.

• Lea las instrucciones del juguete y enseñe al niño su uso y manejo, especialmente cuando éstos tengan algún riesgo.

- Evite proporcionar juguetes que funcionen con electricidad a niños menores de ocho años.

- Los juguetes compuestos de pequeñas piezas no son recomendables para niños menores de tres años.

- Los juguetes no apropiados a la edad del niño cusan frustración por no dársele el uso adecuado.

- Supervise a los niños durante el juego, según su edad, teniendo en cuenta lo siguiente:

- Los niños menores de un año requieren constante y extremada supervisión, como por ejemplo, durante el tiempo de gateo, cuando el niño empieza a pararse y a dar sus primeros pasos.

- Los niños de 2 a 4 años requieren supervisión y orientación constante en los juegos.

- Los niños de 4 a 6 años juegan más independientes, son capaces de entender los juegos y el uso de los juguetes. Requieren supervisión indirecta durante el juego.

- Los niños de 6 a 8 años están en la escuela y juegan, muchas veces, sin supervisión directa de los padres, En esta edad debe enseñársele y fomentar los principios de seguridad y comprensión de los juegos.

- Los niños de 8 a 12 años no requieren supervisión permanente, pero debe tenerse especial cuidado cuando jueguen con proyectiles, espadas y pistolas que necesiten conocimiento para su uso.

- No pierda de vista a los amigos de sus hijos cuando jueguen juntos.
- Un accidente puede suceder porque los amigos del niño desconocen el peligro potencial de un juguete.
- Tome el tiempo necesario para ayudar al niño en el uso y entrenamiento del juego.
- Hay juguetes que necesitan espacio para movilizarlos y que solamente pueden usarse fuera de casa.
- Los dardos, proyectiles y jabalinas, son juguetes inadecuados para los espacios limitados.

- Cuando conduzcan este tipo de juguetes se debe tener en cuenta lo siguiente:
- Evite atropellar a las personas y llevarse objetos por delante.
- Vaya despacio y frene cuando sea necesario.
- Lleve las manos libres de paquetes o libros.
- Conduzca en lugares apropiados.
- Observe cuidadosamente hacia los lados cuando vaya a cruzar una vía.

Seguridad con los juguetes

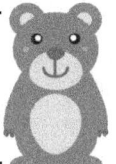

• Los juguetes hechos de trapo deben tener un rótulo que diga: "Resistente a las llamas, retardado a las llamas o no inflamable", absténgase de comprar muñecas con cabellos de celulosa y otros juguetes construidos con este material.

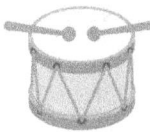

• Los juguetes de metal, con puntas y agujeros, pueden causar raspaduras y cortaduras.
• Los juguetes demasiados ruidosos pueden ser dañinos para el oído del niño.

• Verifique que el juguete no sea muy pesado para el niño.

Peligro: Las muñecas y animales mal construidos y rellenos con material inadecuados o con granos o pepitas pueden descoserse, salirse y ser muy peligrosas para los niños.

• No permita que sus niños jueguen con soldados de plomo u otros juguetes que contengan este metal.
• Observe y retire los objetos puntiagudos que puedan lesionar o cortar; como por ejemplo, dardos, palos o espadas.

• Asegúrese que los juguetes de balance o de movimiento sean estables y estén en perfecto estado.
• Elimine los juguetes dañados.

Juguetes de acuerdo a la edad del niño

Menores de 1 año:

- Procure que los juguetes, a esta edad, sean de movimiento, de sonido, táctiles y de atractivos colores, formas y tamaños. Los juguetes que usted seleccione deben despertar la curiosidad del niño.
- Deben ser lavables, simples, grandes, livianos y de mucho colorido.
- Evite los juguetes a los cuales se le puedan caer los ojos, nariz y el cabello.
- Elimine los que puedan ser inflamables.
- Cuelgue los móviles en sitios donde el niño los pueda apreciar.
- Seleccione los muñecos, osos y otros tipos de animales que sean de materiales lavables.
- Evite dejar objetos que se puedan llevar a la boca y tragárselos.

1 a 2 años: La edad de la movilidad

- Los niños de esta edad tienen la curiosidad de explorar los juguetes con las manos y la boca.
- Seleccione los juguetes de arrastrar, halar, empujar y encajar (uno dentro del otro).
- Evite juguetes que tengan piezas muy pesadas, con vidrios o espejos.
- Los libros de cuentos deben tener pastas o portadas y páginas gruesas.

De 2 a 3 años: Inicio del desarrollo del lenguaje y vivaz curiosidad:

- Los juguetes más apropiados son: rompecabezas con piezas grandes, caballitos de balancín, pizarrones y tizas.
- Juegos de loterías. Animales de madera, tacos y cubos grandes con números y letras.

De 3 a 4 años: Edad de actividad física vigorosa, gran imaginación e imitación

- Los juguetes deben ser de fácil manipulación, fuertes e irrompibles.
- Seleccione trenes, teléfonos, juegos de té, muñecas simples con ropas fáciles de quitar, ábacos de madera y juegos de construcción. Rompecabezas de piezas grandes.
- Instrumentos musicales simples.
- Pizarra para colorear figuras.
- Juguetes de impulso o fricción. Tijeras de punta roma y barajas de animalitos y otros elementos de la vida cotidiana.

De 4 a 6 años:

En esta edad los niños son muy cooperativos y sociales. Desarrollan buena coordinación física. Los juguetes apropiados son:
• Tacos con diferentes formas geométricas. Libros para colorear. Títeres, acuarelas y plastilina.
• Juguetes de impulso o fricción.
• Figuras para recortar.
• Números y letras magnéticas, pizarras, franelógrafos y rotafolios.
• Juguetes de construcción avanzada (legos), papagayos, cometas, esténciles para reproducir dibujos, cubos para elaborar figuras, loterías y barajas de animales y letras.

De 6 a 8 años:

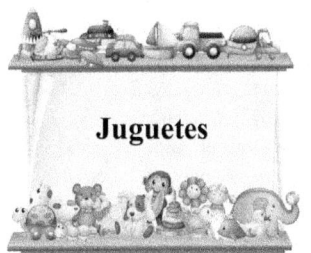

• Juegos independientes. Interés Intelectual y físico.
• Cometas, papagayos.
• Aviones y barcos de baterías.
• Tetro de títeres, loterías complicadas.
• Juegos que requieren alguna lectura.
• Juegos de construcción con peso liviano.
• Muñecas y sus accesorios.
• Números y letras magnéticas.
• Franelógrafos. Equipos para jugar a la oficina de banco o tienda. Gasolineras. Juegos para demostración con principios simples o científicos, aplicando alguna ciencia.
• Instrumentos musicales simples.

De 8 12 Años:

A esta edad el niño tiene mucha curiosidad por la ciencia y las artes. Los juguetes apropiados son:
• Equipos de construcción e modelos de aviones y automóviles.
• Inicio de colecciones de estampillas, monedas, barajitas, escudos y otros.
• Equipo y materiales artísticos.
• Trenes y otros juguetes eléctricos.
• Vehículos de ruedas como bicicletas, motos, patinetas y otros.
• Juegos para experimentos químicos y otras ciencias.

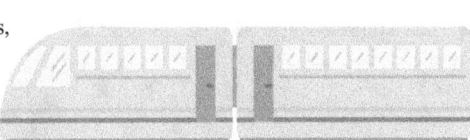

Seguridad en el automóvil

Los accidentes automovilísticos son de los problemas más graves que pueden ocurrir. Como medidas preventivas enumeraremos las siguientes:

- Revise que el automóvil esté en muy buenas condiciones y totalmente equipado.

- Tome todas las medidas de precaución cuando conduzca. Obedezca las normas de tránsito que aparezcan en la ruta y esté alerta para afrontar cualquier emergencia.

- Mantenga las puertas con los seguros puestos. Instale seguros para las puertas traseras, especialmente si tiene niños.

- Enseñe a los niños a entrar y salir del automóvil por el lado donde no vengan automóviles.

- Revise las puertas cada vez que las vaya a cerrar, de manera que se evite prensar los dedos del niño en un descuido.

- No permita que los niños vayan parados en los asientos de atrás, ni que se cuelguen en los cinturones de seguridad cuando el automóvil esté en marcha.

- Asegúrese que no saquen la cabeza, los brazos ni las piernas por las ventanillas.

- Evite que formen jugarretas y otras distracciones dentro del carro cuando usted conduzca.

- Proteja con cinturones y sillas de seguridad a los niños que van dentro del carro.

- Nunca permita que los niños jueguen con los controles del automóvil mientras usted está estacionado: No los deje solos.

- Asegúrese de llevar un estuche de Primeros Auxilios, un linterna con baterías nuevas y señales de urgencia.

- Cuando realice viajes largos provéase de juegos que el niño pueda realiza dentro del carro y procure descansar, como mínimo, cada dos horas.

- Refuerce a los niños las normas de seguridad en el automóvil, cada vez que lo utilicen.

- Si a un niño pequeño se le va a poner el cinturón de seguridad, colóquele una o dos almohadas apara mayor protección.

- Limite los movimientos de los niños en los viajes cortos.

- Enséñeles medidas de seguridad, para que las apliquen cuando vayan en compañía de otras personas.

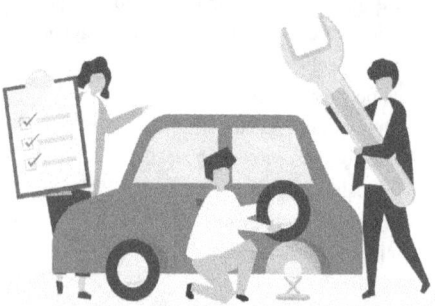

Seguridad en la calle y en el autobús

Cuando los niños van solos a la escuela sienten una nueva independencia: esto no quiere decir que no estén sujetos a supervisión directa por parte de sus padres y representantes. Las escuelas enseñan algunas normas de seguridad que deben tener los niños en la calle y el autobús, pero es necesario que los padres les refuercen sobre los riesgos potenciales que pueden existir en el trayecto de la escuela al hogar.

Ir y venir a la escuela

Si el niño camina todo, o parte, del trayecto hacia la escuela, realice un mapa de su posible ruta; seleccionando las vías de menos tráfico o de tráfico moderado y enfatice en que tome siempre esa ruta. Explíquele por qué es segura y, puntualmente, los riesgos que existen a lo largo de la vía.

Asegúrese de que el niño entendió y evite preguntar direcciones o aceptar ser llevados por persona extrañas.

Los niños deben entender y cumplir las reglas de seguridad de los peatones, como por ejemplo:

- Hay mayor seguridad cuando usted camina por la acera con el automotor al frente.
- Mire a ambos lados de la vía antes de cruzar la calle.
- Obedezca, siempre, las señales y símbolos de tránsito, al semáforo y a los patrulleros escolares.
- Camine siempre por la acera y no por la calle.
- Pase por las líneas demarcadas para el cruce de peatones.
- Cruce solamente en las esquinas y observe el aviso de "Pase".
- Evite cruzar entre los automóviles que están parados obedeciendo el semáforo.
- Conserve siempre su derecha cuando camine por la calle.

Si sus niños utilizan el autobús escolar, asegúrese que ellos conocen el tiempo que gastan de la casa a la parada, para evitar carreras innecesarias.

- Enséñeles que deben esperar el autobús por la acera por la que van a subir.
- Dentro del autobús deben tomar su asiento rápidamente y permanecer sentados, hasta que lleguen a su destino y deben obedecer al conductor o monitor.

Enséñeles a evitar:
- Distraer al conductor con charlas o jugarretas.
- Sacar la cabeza, manos o piernas por las ventanas del autobús.
- Botar basura a la calle.

Si su niño utiliza transporte público, vaya con él los primeros días y, de ser posible, acompáñelo hasta que conozca bien la vía.

Los niños pequeños deben llevar un carnet de identificación, con el nombre, apellido, edad, dirección y teléfono de él, sus padres o representantes.

Si usted lo lleva en su automóvil, demarque un punto de referencia para que siempre lo deje y recoja en el mismo lugar y evite cruzar la calle.

Procure no congestionar la entrada la escuela y nunca llame al niño tocando la corneta o bocina.

Seguridad en la escuela

El salón de clases es, probablemente, el sitio más seguro de la escuela, por la presencia del profesor, pero generalmente el niño se desplaza al gimnasio, baño, cantina, cafetín o patio de recreo.

Las escuelas tienen normas de seguridad para conservar la integridad física del niño. Algunas de estas normas usted podría practicarlas en casa para que el niño se familiarice con ellas, por ejemplo:

- Camine, no corra ni patine en los corredores de la escuela.
- No establezca pelitos con los demás compañeros.
- Cuando utilice las escaleras tome siempre la derecha y agárrese del pasamanos.
- Los alumnos deben aplicar las normas de seguridad establecidas para los laboratorios de química y física, tales cómo:
- Tenga especial cuidado en el manejo de estufas, herramientas, hornos y sustancias químicas y no utilice sin la supervisión directa del profesor
- Retírese anillos, cadenas y brazaletes, cuando esté trabajando alrededor de una máquina en movimiento.
- Evite el uso de cabellos largos y ropas volantes que la máquina pueda agarrar.
- No remueva partes de la maquinaria o equipo que usted no conoce.
- Retire los obstáculos de las áreas de trabajo.
- No corra ni haga jugarretas en estas áreas.
- Reconozca los sitios donde estén los interruptores de corriente eléctrica, extinguidores de fuego y otros mecanismos de emergencia del laboratorio.

Las escuelas tienen normas de prevención de incendios, que los alumnos deben conocer y aplicar, como por ejemplo:

- Evite que el niño lleve fósforos y otros materiales inflamables.
- Asegúrese de que reconozcan la alarma de fuego y respondan a ella rápida y correctamente.

Seguridad con las bicicletas

Uno de los mejores ejercicios es montar en bicicleta, pero no está exento de riegos.

Algunas veces suceden accidentes graves por caídas y choques, regularmente ocasionados por no aplicar las normas preventivas sobre el tránsito de bicicletas.

En esta parte hablaremos sobre las bicicletas, tamaño, uso y normas de seguridad.

Las bicicletas están construidas en diversos tamaños, de acuerdo con la talla y edad del niño.

Las bicicletas muy grandes generalmente le dificultan el manejo a un niño pequeño, causándole lesiones o accidentes.

Las bicicletas para principiantes deben estar equipadas preferiblemente con frenos de pie y de mano para facilitar mayor coordinación.

Cuando vaya a adquirir una bicicleta lleve a su niño, para estar más seguro de que la elegida es la correcta.

A continuación sugerimos algunos tamaños de bicicletas de acuerdo con la edad del niño:

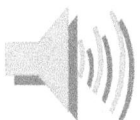

Edad 5 a 7 años:

Tamaño: Se recomienda que la rueda de la bicicleta tenga un diámetro de 20" (pulgadas), con asiento movible y adaptable a las piernas del niño.

Edad 7 a 10 años:

Tamaño: Diámetro de la rueda 24", con frenos de mano.

Edad 10 años:

Tamaño: Diámetro de la rueda 26", acorde con el peso corporal y la preferencia personal.

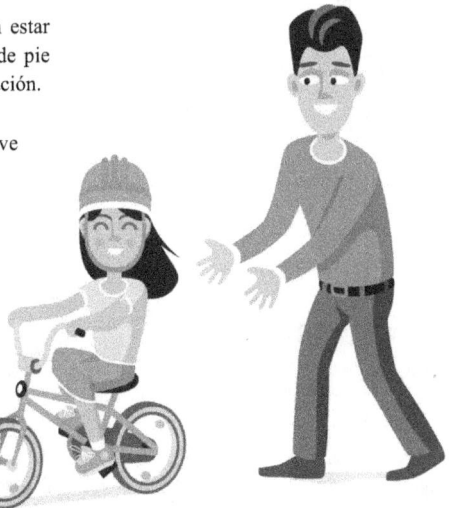

NORMAS PREVENTIVAS

La bicicleta es un vehículo que no ofrece protección al conductor. El ciclista es una persona vulnerable y expuesta a la menor colisión: teniendo como resultado serias complicaciones.

Para prevenir accidentes el ciclista debe conocer las siguientes normas de seguridad:

- Conduzca defensivamente y evite tomar las rutas de tráfico pesado, en cuanto sea posible.
- Tome siempre su derecha y conduzca siempre con el tráfico y no en contra de él.
- Utilice las señales que indiquen parada y cruce.
- Indique el cruce con anticipación.
- Conduzca en una sola fila y guarde distancia con el vehículo que va adelante.
- Nunca se cuelgue de un vehículo.
- Tenga las dos manos siempre libres.
- Cargue los paquetes en una cesta especial.
- No lleve pasajeros.
- Esté alerta con los automóviles que están parados y empiezan a incorporarse al tráfico, así como también por lo que, por cualquier causa, se les pueda abrir la puerta.
- No haga piruetas y jugarretas en plena vía.
- Evite conducir bicicletas cuando haya mucha lluvia.
- No conduzca rápido cuando vaya en una pendiente o bajada.
- Si hay tráfico pesado bájese de la bicicleta y camine para cruzar la vía, usando el pase de peatones.
- Para conducir de noche utilice precauciones especiales tales como:

- Utilice ropa amarilla, fluorescente o blanca Y use liga o broches de seguridad en la bota del pantalón, para evitar que éste se enganche en la bicicleta.

- Móntese en la bicicleta siempre por el lado derecho y desmóntese por el lado izquierdo.

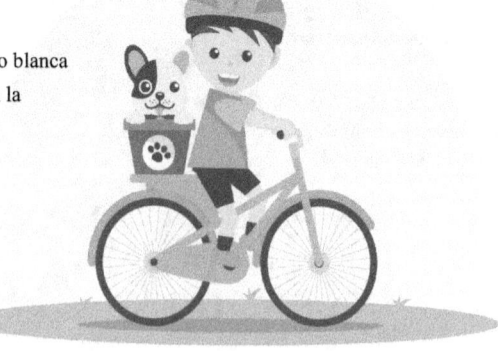

Seguridad en los parques y áreas deportivas

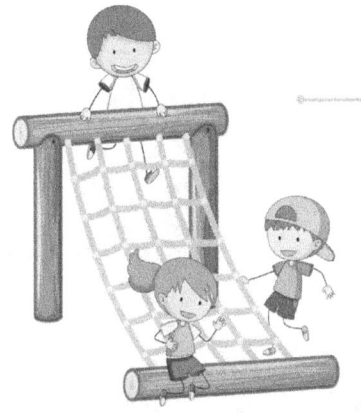

Particularmente en las ciudades hay pocos parques a donde los niños puedan jugar y es necesario habilitar otras áreas deportivas para su recreación. Es muy riesgoso para los niños jugar en la calle, en los edificios abandonados y en áreas improvisadas, pues allí pueden producirse lesiones graves. No todos los parques o campos de juego tienen suficientes equipos que ayuden al desarrollo físico de los niños y muchas veces los hay, pero carecen de la seguridad por que no tienen mantenimiento. Recomendamos algunas normas preventivas, que se deben aplicar cuando los niños juegan en estos sitios.

- Revise el área cuidadosamente, antes de poner a jugar al niño.
- Seleccione los equipos o aparatos de acuerdo a la edad.
- Enséñele las normas de seguridad para usar los equipos del parque.
- Los niños deben estar en buenas condiciones físicas cuando vayan al parque.
- Asegúrese deque en el parque no haya vidrios rotos, dañados e incompletos en
- sus estructura, son obviamente peligrosos y nunca deben ser usados.
- Si se ha reparado algún equipo, cerciórese deque quedó apto para su uso.

Los aparatos o equipos del parque deben estar fijados firmemente dentro del piso y reforzados con concreto. Los aparatos que están en los patios de las casas o edificios deben estar enclavijados con tacos y se revisarán periódicamente para que estén firmes; lo mismo se hará con los tornillos y tuercas que ajusten a estos equipos. Los niños se proveerán de equipos requeridos para estos juegos tales como: camisetas, pantalones, zapatos especiales, rodilleras, muñequeras, tobilleras y otros.

Cuando realicen juegos competitivos siempre involucre a niños de la misma edad, talla y capacidad física.

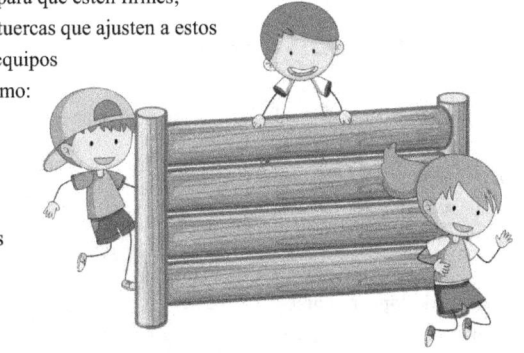

TOBOGANES

Utilice toboganes de 1,80 metros de alto, para niños
•menores de 8 años y toboganes
de 2,40 metros de alto para mayores de 8 años.
• El tobogán debe estar instalado a la
sombra, especialmente cuando está hecho
de metal.
• La parte baja del tobogán debe
estar rodeada por tierra floja o arena.
• Las escaleras y pasamanos deben estar firmes.
• La parte deslizante debe estar libre de astillas, uñas y bordes salientes.
• Los toboganes de madera deben protegerse con aceites para madera.
• Cuando el niño haga uso del tobogán debe subir escalón por escalón y dejar una distancia considerable del niño que va adelante.
• Evite treparse o colgarse por los laterales del tobogán.
• No trate de caminar por el canal deslizador del tobogán, ni se deslice cuando esté húmedo.

SUBE Y BAJA

• Su uso se recomienda solamente para los niños menores de 12 años. Los mayores atentan contra la seguridad de los otros.
• El riel o eje del aparato debe estar protegido: se recomienda que estos equipos deben tener agarraderas de manos.
• Balancéese con niños de la misma talla y peso y retire los pies cuando la balanza baje cerca del piso.

MESA DE ARENA

• La mesa de arena se usa solamente para niños pequeños.
• Debe estar instalada a la sombra.
• La arena estará permanentemente limpia,
al finalizar las labores retríllese y ciérnase.
• La mesa debe protegerse durante la noche,
para evitar la contaminación de animales
• Evite darle comida al niño cuando esté
jugando en la mesa de arena.

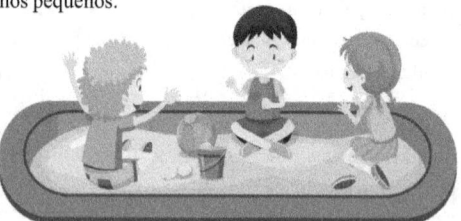

PASAMANOS

- Si el niño no está totalmente seguro de usar este equipo, no lo obligue.
- Cuélguese solamente en una dirección.
- Si el niño necesita ayuda para colgarse, es porque el pasamanos es alto para él. No de vueltas la barra cuando esté agarrado, avance.
- La arena suelta y otros materiales blandos son esenciales para esta área de juegos.

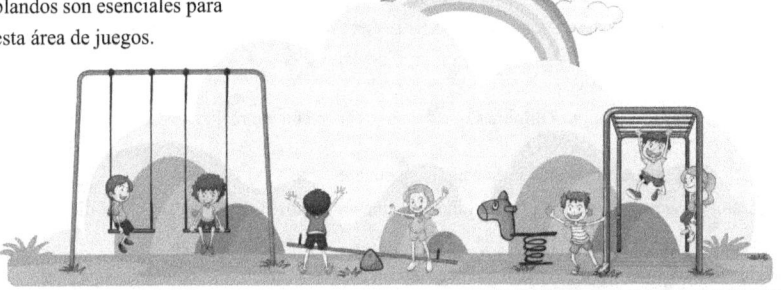

COLUMPIOS

- Las sillas de los columpios deben ser de diferentes tallas y estar ajustadas y fijas.
- Las sillas con protectores se usan para niños menores de 5 años.
- Los columpios gastados y en mal estado pueden salirse del riel.
- Controle la fuerza del impulso que le aplica al niño.
- Aleje a los otros niños del área de los columpios cuando éstos estén en movimiento.
- Evite bajarse cuando el columpio aún esté en movimiento.

LABERINTO DE BARRAS

- Utilícelos solamente para niños de 5 a 12 años.
- Evite las barras si está lloviendo.
- No de vueltas la barra cuando esté agarrado, avance.

BEBEDEROS DE AGUA

- Estos sitios deben permanecer libres de basura.
- Cuando esté en uso el bebedero evite juegos bruscos, porque se pueden provocar accidentes y lesiones bucles en quien está tomando agua.
- No haga contacto directo con la boquilla del bebedero y no lo utilice para otros fines.

Seguridad en las excursiones y campamentos

La Caminata

La caminata es una recreación que provee excelente ejercicio a los niños y, además, los introduce al mundo natural.

Sugerimos algunas precauciones mínimas que deben tomarse cuando realizamos esta actividad.

- Planéela y prepárela, si es posible utilice un mapa cuando éstas sean largas.
- Las caminatas solo deben realizarlas niños de mayor edad, que demuestren habilidades y destrezas para tal actividad.
- Asegúrese que el niño tenga la suficiente compañía y supervisión.
- Si el sitio es montañoso las caminatas deben ir en fila india y preferiblemente en grupos de a tres.
- El acompañante o guía, siempre irá adelante.
- Asegúrese que están vestidos apropiadamente, de tal manera que se protejan del sol, cambios en el clima, insectos o animales ponzoñosos. De ser posible incluya impermeable, sombreros, gorras y botas y zapatos apropiados.
- Repelente para insectos, morral con comida y bebidas, botiquín de Primeros Auxilios. Para una caminata corta sólo es necesario una cantimplora con agua, un sánduche y una naranja.
- Prevenga a los niños para que no coman frutos desconocidos que encuentren a lo largo de la vía.
- Enséñeles evitar sentir pánico en caso de estar perdidos y a no alejarse del lugar.
- Explíqueles que no traten de devolverse por otra ruta que no esté estipulada en el proyecto original.
- Asegúrese que los niños han entendido bien el riesgo que existe al subirse en los árboles.

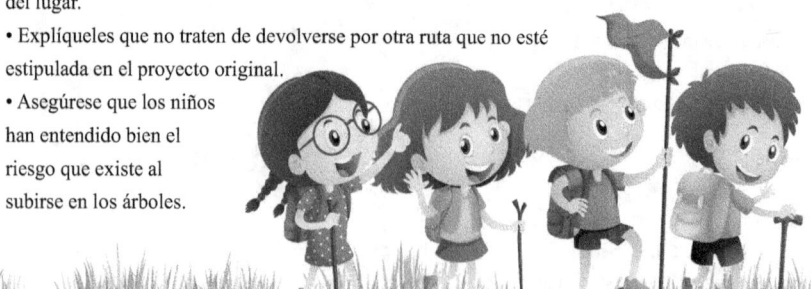

Campamento y/o picnic

Después de tener alguna experiencia en caminatas, muchos niños y jóvenes quieren hacer campamentos en los bosques o en las playas, pora algunos días. El acampamiento requiere de una gran preparación, equipos especiales, conocimientos, habilidades y destrezas.

Inicialmente los campamentos u otros adultos; como parte del desarrollo de las actividades de recreación. Antes de darle permiso al niño para hacer campamentos asegúrese que éstos están en buenas condiciones físicas y no están engripados, resfriados o con otro malestar que pueda agravarse durante el campamento.

A continuación señalamos algunas precauciones básicas que se deben tomar para comodidad y seguridad durante el campamento:

• Inspeccione y seleccione, minuciosamente, el área y los alrededores del sitio donde va a instalar el campamento y hágalo, preferiblemente, durante el día.
• Realice un mapa del área y sus zonas aledañas en el que se pueda identificar ríos, montañas, valles, entradas y salidas.
• Recuerde que los cambios en el clima pueden modificar el sitio del campamento.
• El equipo que llevarán los campistas debe ser preparado de manera tal que satisfaga las necesidades básicas para el disfrute y seguridad de los participantes.
• Usted puede incluir en el equipo algunas cosas básicas como: agua, alimentos de fácil preparación (y sus respectivos utensilios), equipo para dormir, carpa confortable, un muda de ropa, un suéter, un par de calcetines, una chaqueta, poncho e impermeable.
 Botiquín de Primeros Auxilios, insecticida o repelente para zancudos, jabón, cepillo para dientes y otros objetos de uso personal. Un cuchillo con su respectiva funda o forro.
• Coloque la fogata a una distancia considerable de la carpa, nunca prenda fuego dentro de ella.
• Los campistas no deben alimentar ni jugar con animales extraños
que se acerquen al campamento.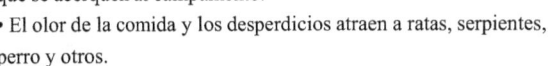
• El olor de la comida y los desperdicios atraen a ratas, serpientes,
perro y otros.
• Tenga consigo el libro **"Actúe y sálvelos"**.
• Mantenga limpio y en orden el campamento.

NOTA: Al seleccionar el sitio para la fogata tenga la precaución de no hacerla en un área cercana al follaje o ramas secas, que puedan ocasionar un incendio forestal; asegúrese que quede bien apagada cuando abandone el sitio.

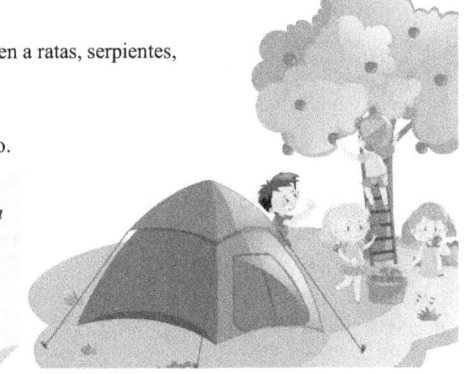

Seguridad en el agua

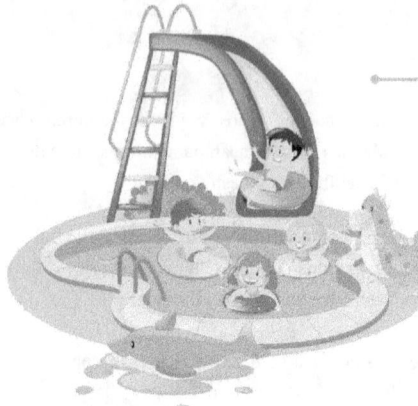

El principal riesgo en el agua es, por supuesto, ahogarse. Gran cantidad de niños y jóvenes pierden la vida cada año, quizá, por la falta de información sobre las precauciones que deben tomar al adentrarse en ese medio. Todas las personas que cuidan niños deben conocer las precauciones y recomendaciones acerca de los accidentes más comunes que suceden en el agua.

• Si es posible proteja el derredor de la piscina con vayas altas y mantenga las puertas cerradas, en caso de que haya niños pequeños.
• Durante la noche, mantenga encendidas las luces de la piscina.
• Cuando los niños tienen sitio de distracción con agua, en lugares cercanos a la casa, supervíselos permanentemente. Si usted está bañando al niño y suena el teléfono o el timbre e la puerta, enróllelo en una toalla y llévelo con usted.
• Un accidente por ahogamiento puede suceder en segundos.
• La mejor protección contra los accidentes en el agua es saber nadar; enséñelos.
• Las bañeras o piscinas de plástico, los baldes o cubos, tambores, tanques y demás recipientes que contengan considerables cantidades de agua, son muy peligrosos para los niños; manténgalos vacíos si no están en uso.
• La curiosidad del niño llega a despertar tanto integren en el agua, que puede meter la cabeza dentro y no tener en cuenta que el impulso de su cuerpo puede hacerlo hundir y, en segundos, perder la vida si no hay un adulto que lo auxilie.
• Para prevenir estos accidentes evite dejar destapados los tanques de agua almacenada, no permita que los niños jueguen alrededor de pozos, diques o canales o que vayan solo a la piscina.
• Instrúyalos sobre la importancia de respetar las señales de orientación o de información que existen en determinados sectores de peligrosidad en un área específica para nadar, por ejemplo: "Playa prohibida" o "Profundidad considerable".

En el área de natación deben existir los siguientes elementos de rescate:

• Un flotador con un mecate o soga atado, para poderlo lanzar.
• Una vara de madera larga.
• Un afiche con los teléfonos de emergencia tales como: ambulancias, hospitales, médicos o brigada de rescate.

- En caso de haber salvavidas no le deje toda la responsabilidad del cuidado de sus niños. Esté alerta, ya que él tiene muchos niños para auxiliar en un momento dado.
- Nunca deje que los niños corran alrededor de la piscina, porque pueden resbalarse y caer fácilmente dentro de ella.
- Si los niños no saben nadar, entre usted con ellos al agua. Antes de bañarse enana piscina pública entérese de su limpieza y saneamiento.
- Asegúrese de que la piscina y sus alrededores no ofrezcan peligro. Las escaleras y sus pasamanos deben estar en buenas condiciones para su uso.
- Los niños confían en los colchones inflable, tripas y otros elementos de flotabilidad, pero éstos pueden romperse fácilmente y hundirse. Cuando los niños vayan a nadar, recuerde:
- Que nunca vayan solos, háganlo en grupos pequeños, seleccione dentro del grupo a alguien para que supervise, aunque el salvavidas esté presente.
- Obedezca las instrucciones y señales que hace el salvavidas.
- No nade en áreas donde haya alguna actividad deportiva.
- Sálgase del agua si hay un oleaje fuerte, resaca o tempestades. Tenga precaución extra si está en un río o mar puede haber corrientes fuerte, rocas grandes, raíces y bancos coralinos sumergidos.
- Evite juegos bruscos innecesarios.
- Examine los trampolines y observe si están en buenas condiciones.
- Las áreas alrededor de la piscina deben ser rugosas y no lisas.
- Asegúrese que el fondo de la piscina no esté resbaloso.
- Conozca sus limitaciones y en cuanto a sus destrezas en el agua; no vaya más allá de ellas.
- Nunca nade cuando esté muy muy cansado, resfriado o con algún malestar.
- Espere aproximadamente dos horas después de haber ingerido alimentos para entrar al agua.
- Antes de nadar en el mar observe si hay animales peligrosos, algas venenosos y otras especies de la vida marina que sean nocivas al ser humano.
- Evite bucear so sumergirse cerca a rocas, botes, boyas o raíces.

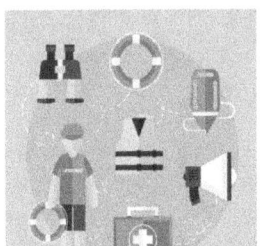

Navegación

Particularmente a los niños les llama mucho la atención navegar en yate, lancha o remar. Revise cuidadosamente el bote que se va a usar y observe que no ofrezca ningún peligro para los niños durante el viaje, es decir, que se encuentre en buenas condiciones.

- Asegúrese de llevar los requisitos exigidos por la capitanía de puerto.
- Por cada niño que no sepa nadar debe haber una persona experta nadadora, para cuidarlo durante el viaje.
- Lleve en el bote o yate un flotador salvavidas por persona. Disponga de mecates o sogas, además de otros objetos

para rescate.

Enumeraremos algunas reglas básicas para navegar

• Aprenda, en la medida de sus posibilidades, a manejar el bote, yate o lancha y hágalo bajo la guía de una persona certificada para ello.
• Ensaye el manejo de los botes salvavidas, para utilizarlos en caso de hundimiento por tempestad o naufragio.
• Si es posible use un mapa de navegación, dibuje su ruta. Domine el uso de las luces de anclaje y conozca las leyes de navegación.
• Infórmese del estado del tiempo antes de navegar.
• Nunca sobrecargue la lancha o bote.

Buceo, esquí, surfing

• Estos deportes acuáticos ofrecen algunos riesgos similares a los de nadar o navegar y tienen sus propias normas.
• Antes de que su hijo vaya a practicar alguna de estas actividades, asegúrese de que conoce y aplica las normas fundamentales de las mismas.
• Encontrarse en buen estado físico.
• Los equipos a utilizar, durante estas prácticas, deben estar en perfectas condiciones.
• No use nunca las zonas o áreas prohibidas y evite practicar estos deportes donde haya nadadores.
• Cuando vaya a esquiar, repórtese en la capitanía de puerto y tenga una tercera persona que observe y avise al conductor de la lancha lo que sucede durante la travesía.

Evite practicarlos cuando haya mal tiempo.
• Distribuya el peso de la embarcación de forma equitativa.
• No fume cerca del combustible del bote y guarde este en un lugar ventilado. Evite los juegos bruscos en cubierta y trate de permanecer sentado.

Pesca

• La pesca es el deporte más reforzado de los acuáticos, pero esto no quiere decir que no sea riesgoso y con los niños se debe tener especial cuidado y observar las siguientes precauciones.
• Lleve desarmados los implementos de pesca, hasta donde sea posible.
• Guarde cuidadosamente los anzuelos y coloque los sobre un corcho.
• Evite pescar en lagos y terrenos movedizos o fangosos.
• Mantenga una distancia prudencia entre usted y otros pescadores.
• Evite pescar si hay personas nadando.
• Remueva el azuelo del pez, una vez pescado, de manera muy cuidadosa.

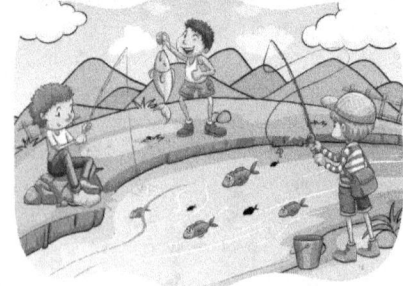

SUPERVIVENCIA

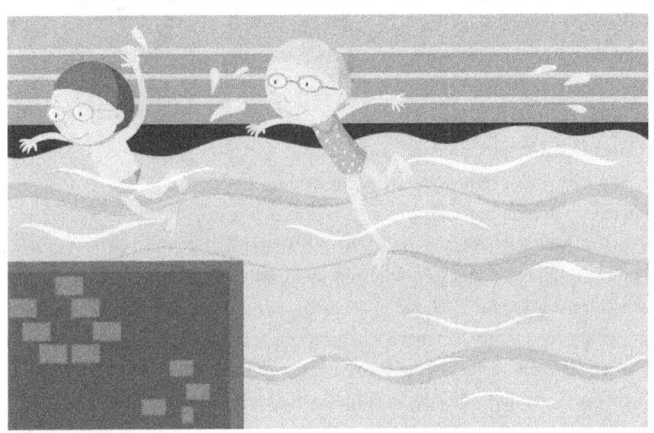

Son el conjunto de técnicas utilizadas durante cualquier emergencia en el agua. Cuando un nadador se está ahogando para poder prestarle ayuda en primer término debemos saber:
• ¿Qué ayuda vamos a dar? Por ejemplo, tomarlo por el cabello, sin poner en riesgo nuestra integridad física.
• Lanzarle un flotador, mecate o soga.
• Lanzarle algo que flote (troncos, maderas o cavas).
• Ocasionalmente se pueden presentar calambres, caracterizados por contracciones musculares dolorosas, con pérdida momentánea de movilidad en el cuerpo.
• Enséñele a su hijo qué es un calambre y en caso de que le ocurra a que mantenga la calma y no se apresure para tomar una acción. Cuando sienta el músculo tirante, tome una respiración profunda y flote momentáneamente, agarre con ambas manos el músculo acalambrado y lo presione con fuerza.
• Continúe con la presión firme hasta que se relaje el músculo un poco y permita movimiento.
• También se puede apoyar el talón del pie afectado por esta dolencia y flexionar fuertemente los dedos del pie y rodilla.
• Los calambres ocurren, con más frecuencia, cuando se está muy cansado o cuando el agua está muy fría.

INMERSIÓN

Algunos niños quieren sumergirse profundamente en el agua. Par ello es necesario que practique algunas técnicas que lo mantengan a flote como:

1.- Tome una respiración fuerte con la boca y sumérjase. Vaya relajando sus brazos, piernas y resto del cuerpo. Si el aire de los pulmones se ha terminado, devuélvase a la superficie y tómelo nuevamente

2.- Cuando usted quiera avanzar, coloque los brazos a lo largo del cuerpo y mueva la mismo tiempo una de las piernas hacia adelante y la otra hacia atrás, tratando de imitar a unas tijeras.

3.- Tome una respiración profunda. Coloque sus brazos alrededor del cuerpo, trate de hacer presión con la pantorrilla y los talones. Empiece a exhalar por la nariz y luego por la boca.

4.- Para sumergirse en el agua empújese con los brazos y las piernas al mismo tiempo, el hundimiento será más profundo dependiendo de la fuerza contraria.

Háblele a su hijo acerca de éstas técnicas y si es posible practíquelas en la piscina hasta que las aprenda.

• El conocimiento de estas técnicas hace que uno confíe en sí mismo y, por lo tanto, disminuye el pánico.

• En caso de que el bote zozobre enséñele a los niños a permanecer cerca de él, porque es probable que éste continúe flotando por el aire que suele quedar atrapado dentro de la embarcación. Hay que conservar la serenidad hasta cuando llegue el rescate, si es posible colgándose, aferrándose o sentándose en alguna parte de la embarcación siniestrada.

• Algunos objetos en el bote siniestrado pueden ayudarle a flotar, tales como termos plásticos, cavas, asientos y mesas de madera.

• Enseñe a sus niños a que nunca traten de nadar para auxiliar a otra persona que se está ahogando.

La supervivencia depende de la habilidad de mantener la calma y de brindar una ayuda rápida

• Solamente podrán auxiliar a una persona, utilizando los métodos de salvamento acuático, por ejemplo, si la persona siniestrada está muy lejos de alcanzar, examine alrededor y trate de llegar a ella con un palo, una caña de pescar, una tabla o cualquier cosa larga que se le pueda lanzar, para que se agarre y se pueda poner a salvo.

• Generalmente la persona que se está ahogando, instintivamente, agarrará a cualquier persona o cosa y se aferrará a ella.

SUPERVIVENCIA

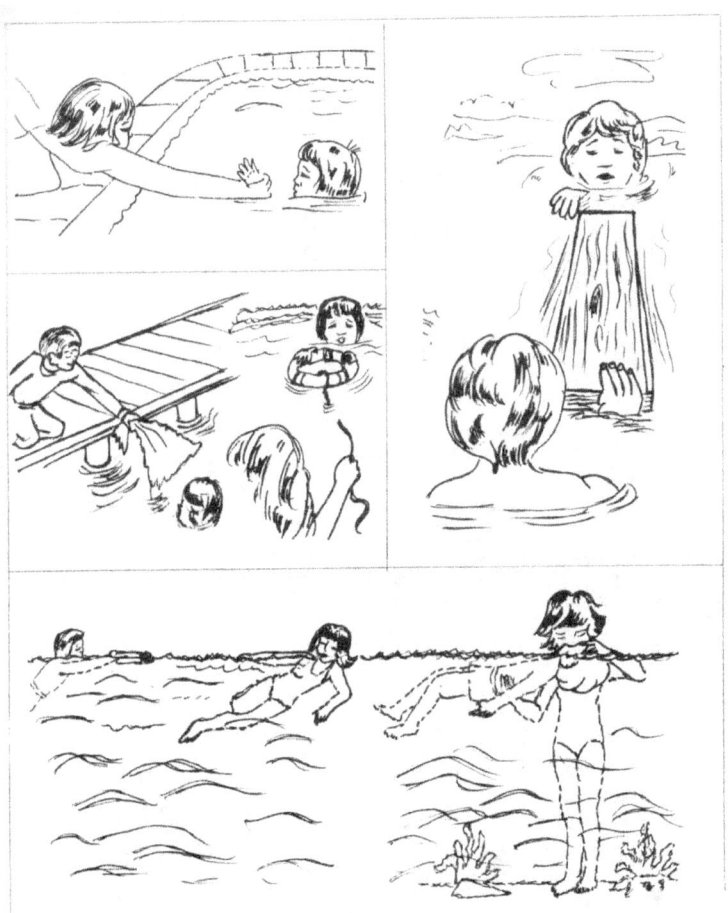

FLOTE IMPROVISADO

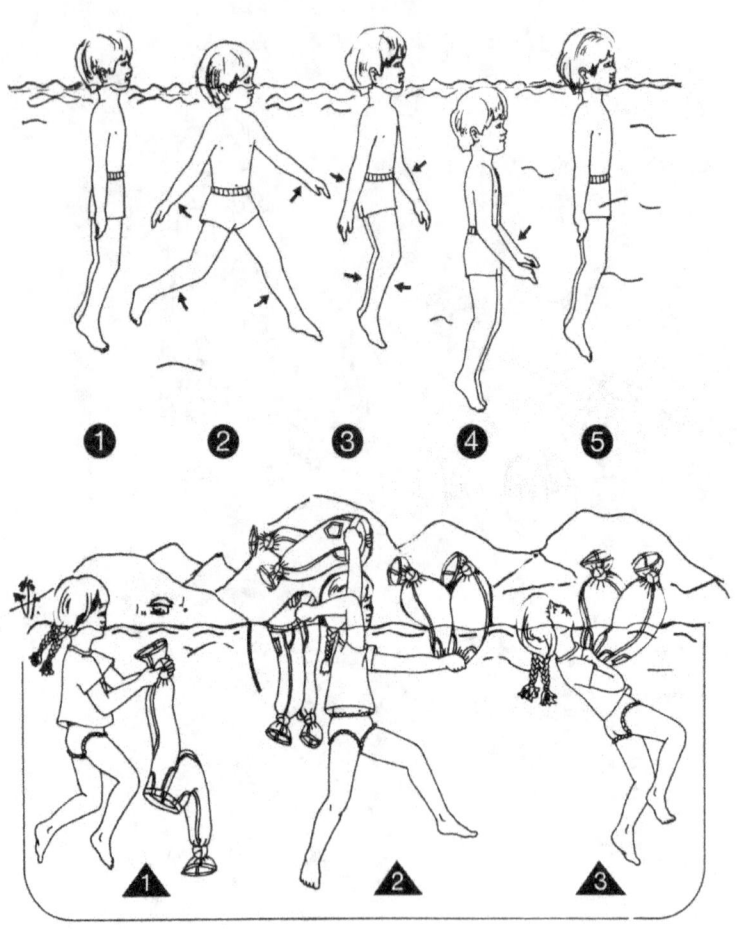

Ficha de datos e historia del niño

A continuación encontrará uste una ficha en la que se consignarán una serie de datos de identificación, vacunas y enfermedades que ha padecido, nombres y direcciones de su médico, odontólogo, hospitales y otros, que pueden ser muy valiosos en una emergencia.

Si en su grupo familiar hay varios niños, haga una fotocopia de esta ficha, llénela con los datos respectivos y envíela a la guardería o a las personas encargadas de cuidarlos.
Asegúrese que esta información es correcta.

Nombre y apellido del niño: _____
Dirección: _____
Teléfonos: _____
Fecha de nacimiento: _____
Nombres y apellidos del padre: _____
Nombres y apellidos de la madre: _____
Teléfono celular de los padres: _____
Nombre del médico pediatra: _____
Teléfono del consultorio y celular: _____
Nombre del médico de la familia: _____
Teléfono del consultorio y celular: _____
Nombre del odontólogo: _____
Teléfono del consultorio y celular: _____
Seguro médico con el que cuenta: _____
Dirección y teléfono: _____
Centro de salud al que asiste: _____
Dirección y teléfono: _____
Datos sobre vacunas o inmunizaciones: Triple o DPT: _____ Polio: _____ Sarampión: _____
B.C.G: ___ Otras: _____
Grupo sanguíneo: _____ Factor RH: _____
Enfermedades padecidas: Asma: _____ Epilepsia: _____ Otras: _____
Crónicas: _____ Alergias: _____
Medicamentos que toma regularmente: _____
Dosis: _____ Frecuencia: _____
Hospitalizaciones: Si: _____ No: _____ Causa: _____
Cirugías: Si: _____ No: _____ Causa: _____
Tratamiento Psicológico – Psiquiátrico: _____

Enfermedades de los niños

Resfriado común

<u>Periodo de incubación</u>: 1 a 7 días.
<u>Síntomas</u>: Descarga nasal, estornudos, enrojecimiento de la garganta, poca fiebre y escalofríos.
<u>Duración</u>: De 2 a 14 días.
<u>Cuidados de enfermería</u>: Mantenga al niño en reposo, tómele los signos vitales, continúelo alimentándolo normalmente, adminístrele líquidos abundantes, evite que se exponga a corrientes de aire y protéjalo de los escalofríos.

Bronquitis

<u>Periodo de incubación</u>: 1 a 7 días.
<u>Síntomas</u>: Tos frecuente, dificultad respiratoria o tiraje, leteo nasal y posiblemente fiebre. Si la parte inferior del pecho se deprime y la piel en las costillas se hunde, el niño presenta tiraje. Un niño con tos, respiración rápida o tiraje puede estar gravemente enfermo.
<u>Duración</u>: 2 a 4 días.
<u>Cuidados de enfermería</u>: Busque ayuda médica. Manténgalo en reposo, tome signos vitales, evite corrientes d aire, administre suficiente líquido, continúelo alimentándolo normalmente, limpie la nariz con un pañuelo o gasa húmeda y retir todas las secreciones.

Neumonía

<u>Período de incubación</u>: 2 a 14 días.
<u>Síntomas</u>: Tos con expectoración, respiración rápida o tiraje; fiebre, incomodidad y escalofríos. Decaimiento, posibles nauseas y vómitos. Aleteo nasal, crepitaciones, sibilancias o sonido producido cuando se espira, causado por el estrechamiento de las vías aéreas pequeñas.
<u>Duración</u>: 7 días.
<u>Cuidados de enfermería</u>: Busque ayuda médica, manténgalo con almohada alta o semi-sentado. Administre suficiente líquido. Lleve un control estricto de los signos vitales y anótelos. Continúe con la alimentación normal en lo posible. Cuente el número de veces que el niño respira en un minuto. Limpie la nariz si hay secreciones. Escuche si el niño hace ruidos al respirar e informe al médico o personal de salud.

Asma

<u>Síntomas</u>: Tos, dificultad para respirar, sibilancias o sonido producido cuando se espira. Hundimiento de las costillas al inspirar, algunas veces alta temperatura. Posibles nauseas y vómito. La tos aumenta durante la noche.

<u>Cuidados de enfermería</u>: Busque ayuda médica. Controle signos vitales, especialmente la respiración, contando el número de respiraciones por minuto. Administre líquidos a tolerancia. Cálmese y brinde apoyo emocional al niño.

Influenza

<u>Periodo de incubación</u>: De 1 a 3 días.

<u>Síntomas</u>: Escalofríos, somnolencia, decaimiento, sudoración, fiebre; a veces alta, dolor de cabeza, incomodidad, enrojecimiento y dolor en la garganta, pérdida del apetito. Posibles nauseas y vértigo.

<u>Duración</u>: 3 a 7 días.

<u>Cuidados de enfermería</u>: Busque ayuda médica. Controle los signos vitales, mantenga la niño en reposo, adminístrele suficiente cantidad de líquidos. Alimentación normal, si es posible.

Sarampión

<u>Periodo de incubación</u>: 10 a 15 días.

<u>Síntomas</u>: Los síntomas tempranos incluyen: fiebre, tos ruidosa, irritabilidad, fatiga e irritación en lo ojos. Alrededor del cuarto día la fiebre y la tos aumentan y aparece el signo o placas de Kopli (llagas) en la mucosa dentro de la boca y a ambos lados de los carrillos. Aparecen manchas rosadas y máculas en las mejillas y cuello, luego se expanden por el resto del cuerpo.

<u>Duración</u>: 8 a 12 días.

<u>Cuidados de enfermería</u>: Busque ayuda médica, tome los signos vitales, mantenga al niño en reposo. Si los ojos están irritados, oscurezca el cuarto o habitación. Báñelo, cámbiele la ropa y manténgalo fresco. Evite corrientes de aire. Adminístrele suficiente cantidad de líquidos y continúe la alimentación normal, si es posible.

Rubéola

<u>Periodo de incubación</u>: 14 a 21 días.

<u>Síntomas</u>: Fiebre baja, inicialmente, que va en aumento. Congestión nasal, ganglios agrandados y doloridos. Generalmente la rubéola se caracteriza por un fino enrojecimiento, en forma de

salpicadura, el cual empieza en la cara y se difunde por todo el cuerpo.

<u>Cuidados de enfermería</u>: Busque ayuda médica. Controle los signos vitales, administre abundantes líquidos y continúe con la alimentación normal. Mantenga al niño en reposo, efectúe cambios frecuentes de la ropa de la cama y evite que el niño se rasque.

Difteria

<u>Periodo de incubación</u>: 2 a 6 días.

<u>Síntomas</u>: Dificultad respiratoria, ronquera, tos seca y ruidosa estertorosa que se hace progresiva en horas de la noche. Fiebre.

<u>Duración</u>: 4 a 5 días.

<u>Cuidados de enfermería</u>: Busque ayuda médica. Manténgalo en reposo, controle los signos vitales, limpie los oídos supurados y las secreciones de la nariz con mechas de papel, administre líquidos a tolerancia.

Varicela (Lechina)

<u>Periodo de incubación</u>: 10 a 15 días.

<u>Síntomas</u>: Fiebre, a veces alta, decaimiento, malestar general, inapetencia, enrojecimiento en la piel, máculas (manchas) y pápulas (ampollas infectadas) en todo el cuerpo. Ardor y escozor en la piel.

<u>Duración</u>: 8 a 10 días.

<u>Cuidados de enfermería</u>: Busque ayuda médica. Tome los signos vitales. Administre abundantes líquidos. Mantenga la niño en reposo, continúe con la alimentación normal, en cuanto sea posible.

Mantenga cuidados especiales con la piel (báñelo con agua hervida). Cambie con frecuencia la ropa de cama.

Absténgase de enviar al niño al colegio cuando esté en periodo descamativo.

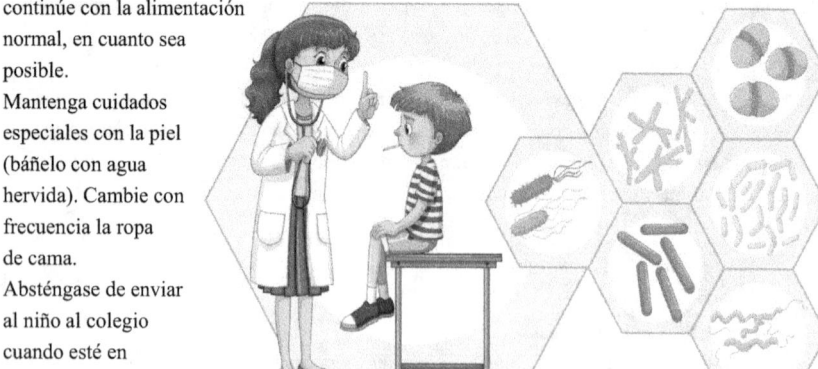

Parotiditis (Paperas)

Periodo de incubación: 12 a 24 días.
Síntomas: Inflamación de las glándulas parótidas, situadas a los lados de la mandíbula. Dolor de cabeza, fiebre y malestar general.
Duración: 6 a 10 días.
Cuidados de enfermería: Busque ayuda médica. Manténgalo en reposo, tome signos vitales, administre abundantes líquidos (evitando los cítricos). Alimentación normal. Mantenga separados los utensilios de uso personal del niño.

Diarrea y vómito

Síntomas: Dolor abdominal, flatulencias, vómito, deposiciones frecuentes con moco pastoso y/o líquidos y olor fétido. Deshidratación, irritabilidad, somnolencia, malestar, ojos hundidos, mucosas secas (lengua seca), fontanela o mollera hundida o deprimida. Signos de pliegue en la piel al pellizcar desaparece lentamente.

Actúe:
Cuidados de enfermería: Busque ayuda médica. Manténgalo en reposo, controle signos vitales, suminístrele más alimentos y líquidos que los que el niño realmente come. Si hay vómito no le dé alimentos sólidos y administre los líquidos en pequeñas cantidades, en diferentes tomas.
Cuando se sienta un poco mejor adminístrele una dieta blanda, suave y ofrézcale pequeñas cantidades de líquidos. Los líquidos pueden ser agua de arroz, jugos de frutas, agua de coco, sopas, té u otras infusiones de uso común o solución d sal, azúcar y agua (suero), leche materna o de vaca, diluida a la mitad con agua, suministre toda la cantidad que el niño quiera (5 a 7 veces al día). Los alimentos deben ser fáciles de digerir, como arroz cocido, puré de verduras, sopas, huevos, pescado y carnes bien cocidos. Alimentos con potasio como bananas, zanahoria, lentejas, piñas, lechosa y jugos de fruta.
Prevenga la diarrea suministrando alimentos frescos, limpios y bien cocidos. Agua de beber pura, filtrada y hervida, practicando buen higiene.

Recomendaciones: Siempre, y sin tardanza, lleve al niño al hospital cuando presente:
- **Fiebre alta.**
- **Convulsiones.**
- **Dificultad para respirar.**
- **Dificultad para ser despertado.**
- **Diarrea y vómitos graves.**

Actúe... y sálvelos

SEGUNDA PARTE

Primeros
Auxilios
Inmediatos

SALUD MENTAL DEL NIÑO

Por salud mental se entiende el bienestar físico y espiritual del niño. Esta es la base para fomentar en él un ambiente sano, propicio para el desarrollo psico-motor y educativo.

El estado mental se conserva:
- Evitando el castigo físico.
- Manteniendo comunicación permanente con el niño.
- Orientándolo y explicándole sus labores y tareas escolares.
- Evitando ruidos fuertes y estímulos luminosos frecuentes como ver mucha televisión, juegos electrónicos.
- Explicándole, calmadamente, el por qué de las cosas.
- Dando soluciones a sus inquietudes y expectativas.
- Utilizando un vocabulario formativo y educativo.
- Evitar dejarlo solo con personas desconocidas o que no son de su confianza.
- Orientándolo sobre temas de sexualidad.
- Evitándole la dependencia a medicamentos o sustancias tóxicas (alcohol, cigarrillos y drogas).
- Relacionándolo con los miembros de la familia de manera cordial y armónica.
- Controlándole la agresividad: evitando actos de violencia.
- Haciendo del ambiente familiar una tertulia y camaradería benéfica para el grupo.

Botiquín de primeros auxilios

Toda buena ama de casa, excursionista, conductor y otros profesionales, empresas e instituciones debe tener un botiquín de Primeros Auxilios, con lo elementos básicos necesarios para tratar una emergencia. Algunas casas comerciales venden ensamblado el botiquín, tenga en cuenta las siguientes precauciones para su uso:

- Seleccione un lugar, una caja especial, una gaveta o un maletín para guardar los elementos necesarios.
- Use siempre esta lista de contenido y asegúrese de que esté completa.
- Manténgala siempre en el mismo lugar y fuera del alcance de los niños.
- Asegúrese de que la familia y todas las personas que están en la casa, empresa o institución, conozcan el sitio donde éste se encuentra.
- Equípelo periódicamente, reemplace los elementos que se han usado, agotado o vencido.

- Tenga también un botiquín para su carro, lancha y oficina.
- Al botiquín para excursionistas y campistas agréguele el equipo antiofídico.
- Todos los elementos del botiquín deben estar debidamente rotulados o marcado, para hacer uso de ellos rápidamente.

A continuación le sugerimos los elementos necesarios para tener un botiquín bien equipado:

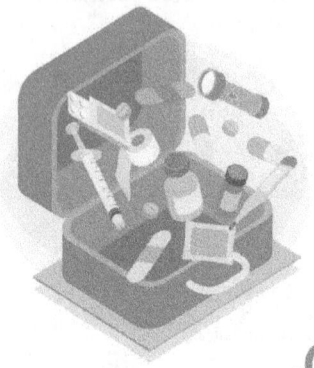

- Gasa esterilizada cortada en cuadros.
- Vendajes elásticos de diferentes tamaños.
- Vendaje triangular largo.
- Vendajes esterilizados para los ojos.
- Vendajes de gasa en diferentes tamaños.
- Algodón planchado.
- Bicarbonato de sodio.
- Solución amoniacal.
- Loción de calamina.
- Agua oxigenada.
- Alcohol antiséptico.
- Solución fisiológica (agua hervida).
- Merthiolate.
- Solución de alcohol yodado.
- Vaselina.
- Copitas, vasos plásticos o de papel.
- Jarra y cucharitas para medir.
- Alfileres de gancho, copitos o aplicadores.
- Tijera con punta Roma.
- Jeringa desechable y bolsa para desperdicios
- Termómetro o cinta test.
- Baja-lenguas o espátula.
- Curitas de diferentes tamaños.
- Torniquete.
- Adhesivo ancho y angosto.
- Analgésicos para niños y adultos, según la prescripción médica.
- Algodón esterilizado.

Signos vitales

Son los signos que nos indican señal de vida: temperatura, pulso, respiración y presión arterial. Estos signos varían en el organismo humano de acuerdo a la edad, sexo, peso, clima y estado de ánimo, ejercicio y presencia de enfermedad. En los primeros auxilios inmediatos para niños se toma la temperatura corporal con el fin de verificar el estado general del niño y controlar la evolución del accidentado.

Toma de temperatura:
Es el procedimiento por medio el cual se determina el grado de calor del cuerpo, por medio del termómetro y/o la cinta test. Se toma en la axila, boca, recto y etc. La temperatura normal

del cuerpo humano es de 37° Centígrados. Después de esta cifra en aumento se dice que hay fiebre.

Precauciones:

Evite tomar la temperatura bucal después que el niños haya ingerido alimentos fríos o calientes; a los niños pequeños, inconscientes y excitados.

Si la temperatura se toma en la axila, séquela antes de colocar el termómetro.

Observe que la columna del mercurio, dentro del termómetro, marque por debajo de los 35° Centígrados.

Para tomar la temperatura, por vía oral, coloque le termómetro debajo de la lengua e indíquele al niño que cierre la boca cuidadosamente, presionando el termómetro con los labios y déjelo allí durante tres minutos.

Si usted va a tomar la temperatura axilar colóquele el termómetro de manera que la ampolla de mercurio quede en el centro de la axila. Indíquele al niño que sostenga suavemente el termómetro colocándole la mano sobre el pecho y/o sobre el hombro contario, déjelo por espacio de 5 minutos.

Si toma la temperatura con una cinta test seque la frente y coloque la cinta horizontalmente, adhiriéndola a la piel con los dedos pulgar e índice, déjela hasta el momento en el que se estabilice el color.

Registe la temperatura en una libreta, con la fecha, hora y cifra obtenida.

Equipo:

Termómetro y/o cinta test, algodón, agua, jabón, desinfectante y libreta.

Procedimiento:

Tome el termómetro y séquelo con un algodón, desde la ampolla de mercurio hasta su mano. Observe que la columna de mercurio marque por debajo de los 35° C. Coloque el termómetro en la boca y/o axila de déjelo por un tiempo determinado (entre 3 y 5 minutos). Retire el termómetro y límpielo con el algodón seco. Lea la tempera y anótela. Lave el termómetro con agua y jabón, desinféctelo y guárdelo cuidadosamente.

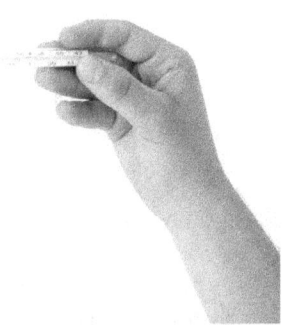

Toma de pulso:

Definición:
Es el procedimiento por medio del cual se hace el recuento de las dilataciones de la pared arterial, al paso de las ondas sanguíneas, por medio de la palpitación durante un minuto. Se considera como frecuencia cardiaca normal, en niños un promedio de cien – ciento cuarenta (100 – 140) latidos por minuto. En los primeros auxilios inmediatos para niños tomamos el pulso con el fin de: verificar el estado general del pequeño y controlar su evolución.

Precauciones:
• Palpe la arteria elegida con los dedos índice, medio y anular.
• Tome el pulso antes de la ingestión de alimentos y en un estado de reposo.
• Localice el pulso en las arterías 1, 2, 3, 4, 8, 6, 7 y 8.
• Evite ejercer presión fuerte sobre la arteria.
• Procure tomar el pulso al mismo tiempo con la temperatura y la respiración.

Equipo:
Un reloj con control de segundos y libreta de anotaciones.

Procedimiento:

Actúe:

• Deje descansar el brazo o la región en la que se tomará el pulso sobre un plano firme.

• Localice la arteria y haga presión suave con los dedos índice, medio y anular.

• Cuente el número de pulsaciones en un minuto y rectifíquelo en otro minuto.

• Note el número de pulsaciones con la fecha, hora y nombre el accidentado.

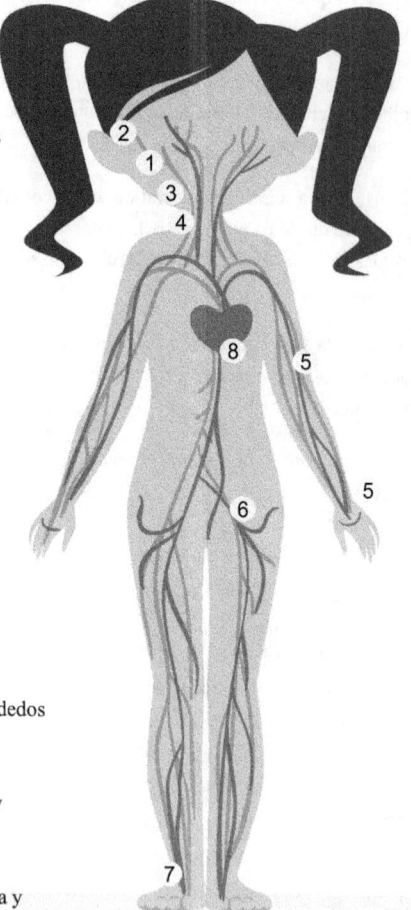

Toma de respiración:

Definición:

Es el procedimiento por medio del cual se hace el recuento de los movimientos respiratorios, inhalación y exhalación de oxígeno, durante un minuto, por medio de la observación directa. La frecuencia respiratoria normal varía de acuerdo con la edad así: Niños de seis meses, 40 a 44 respiraciones por minuto. De seis años en adelante: 24 26 respiraciones por minuto. De 18 en adelante: 20 respiraciones por minuto. La respiración se toma en primeros auxilios inmediatos con el fin de verificar el estado general del niño y controlar la evolución del accidentado.

Precauciones:

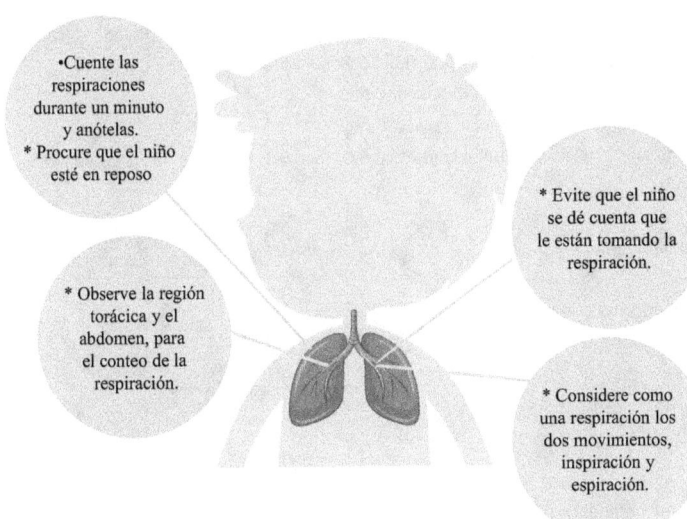

- Cuente las respiraciones durante un minuto y anótelas.
- Procure que el niño esté en reposo
- Observe la región torácica y el abdomen, para el conteo de la respiración.
- Evite que el niño se dé cuenta que le están tomando la respiración.
- Considere como una respiración los dos movimientos, inspiración y espiración.

Equipo:
Un reloj con control de segundos / Una libreta y un lápiz.

Procedimiento:

Actúe:

Tome la respiración después de tomar el pulso, sin retirar la mano del sitio en el que lo localizó. Inicie el conteo de la respiración observado el tórax y abdomen en sus movimientos de inhalación y exhalación durante un minuto. Anótelos.

Toma de presión arterial

Es el procedimiento por medio del cual se determina la presión máxima y mínima que ejerce la sangre sobre la pared de las arterias en el movimiento diastólico y sistólico, que corresponden al periodo de relajación y contracción del músculo cardiaco. En los primeros auxilios para niños se dificulta tomar este signo vital por no tener en el momento, a mano, el aparato especializado para ello. Si lo tiene, verifique el estado general del niño; la presión arterial normal para un niño, en los primero años de vida, es de 80/60 mmHg y de 110/80 mmHg en mayores de edad, aproximadamente. Si las cifras están por encima o debajo de estos valores, llame a su médico.

Precauciones:
- Coloque el tensiómetro de manera que se facilite su lectura.
- Saque completamente el aire del brazalete, cuando haya necesidad de rectificar la presión.
- Evite introducir demasiado aire en el brazalete, cuando no sea necesario.
- Utilice un brazalete especial, según la talla del niño.
- Coloque al niño cómodamente sentado o acostado.
- Exprese la presión arterial en mmHg (milímetros de mercurio).

Equipo:
Tensiómetro para niños.
Estetoscopio.
Algodón, humedecido con alcohol.
Libreta de anotaciones y lápiz.

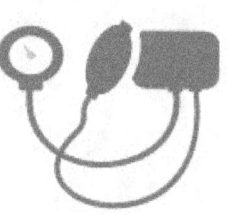
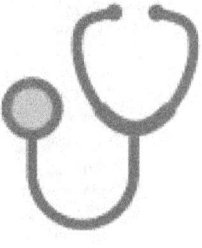

Procedimiento:

Actúe:

Coloque al niño cómodamente sentado o acostado.

Descubra el brazo y ponga el brazalete dos dedos por encima del pliegue el codo. Limpie los auriculares del estetoscopio con el algodón.

Colóquelos con la parte cóncava hacia afuera.

Localice la arteria por medio de la palpación y sostenga sobre ella el tambor del estetoscopio.

Tome la perilla del estetoscopio con la mano que tiene libre, cierre la llave sin ajustarla demasiado, insufle aire hasta que el mercurio o la aguja suba.

Abra la llave, lentamente, para que el aire salga de forma gradual.

Observe la columna de mercurio o la aguja del manómetro, esté alerta para oír el primer golpe fuerte que corresponde a la presión máxima o sistólica y la cifra en la que escuche el último golpe, que es la presión mínima o presión diastólica.

Si se trata de un tensiómetro electrónico, esté pendiente de escuchar la primera alarma o luz que sería la presión máxima o sistólica y donde deja oírse la alarma o verse la luz, corresponde a la presión mínima o diastólica.

Retire el brazalete, una vez tomada la presión, guárdelo cuidadosamente y note las cifras en la libreta, fecha, hora y nombre del niño.

RESPIRACIÓN ARTIFICIAL
NIÑOS LACTANTES Y PRE-ESCOLARES

Actúe:

1 Busque ayuda médica, tan rápidamente como le sea posible. Antes de iniciar la respiración artificial, controle el pulso apical sobre la tetilla izquierda y si usted no lo siente realice masaje cardiaco. (Página 61)

2 Acueste al niño sobre un plano firme, con una ligera inclinación de la cabeza hacia atrás (hiperextesión). Si es necesario retire de la boca secreciones, sangre y comida con los dedos, trapo y/o pañuelo.

3 Coloque su boca sobre la nariz y boca del niño, formando una cámara hermética. Dé cuatro rápidas y ligeras bocanadas de su aire; observe y escuche si el aire entra a los pulmones del niño (si no entra el aire o se devuelve y el tórax no se mueve, es posible que esté bloqueado). Haga tratamiento para atragantamiento. (Página 97)

4 Continúe insuflando su aire al niño, cada tres segundos, 20 por minuto usando cortas y ligeras bocanadas de aire. Observe y escuche si el aire entra a los pulmones. Haga la respiración artificial, hasta que la respiración del niño sea espontánea. Realice el procedimiento de estado de choque, si es necesario. (Página 64)

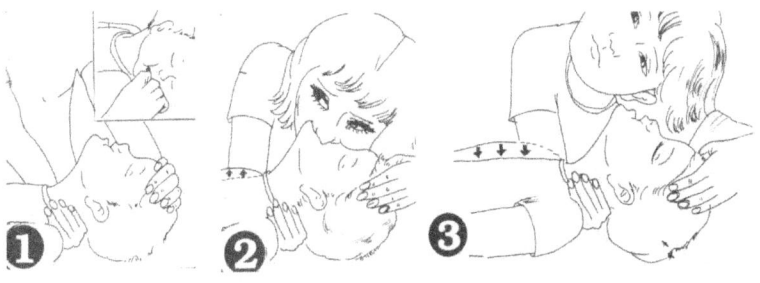

RESPIRACIÓN ARTIFICIAL
NIÑOS MAYORES DE 5 AÑOS

Actúe:

• Busque ayuda médica lo más rápidamente posible.
• Antes de iniciar la respiración artificial, controle rápidamente el pulso en la arteria carótida (a lo largo del cuello).
• Si usted no lo siente, realice masaje cardiaco. (Página 62)
• Evite inclinar la cabeza del niño, si hay lesiones en el cuello o la espalda.
• Para abrir el paso del aire, empuje ligeramente la mandíbula y coloque la cabeza en hiperextensión.

1 Acueste al niño en un plano firme.
Abra el paso del aire con una ligera inclinación de la cabeza, hacia atrás (híper extensión).
Si es necesario retire de la boca secreciones, sangre o comida, con los dedos, trapo o pañuelo.

2 Cierre la nariz del niño, pinzándola con sus dedos. Coloque su boca sobre la boca del niño, formando una cámara hermética. De cuatro rápidas y ligeras bocanadas de aire.

3 Luego dé al niño una nueva bocanada, cada cinco segundos, es decir 12 bocanadas en un minuto. Retire su boca entre bocanada y bocanada. Observe y escuche que el aire entre por los pulmones.
Si el aire no entra, o se devuelve, es posible que haya bloqueamiento por un objeto.
Aplique le procedimiento sobre atragantamiento. (Página 97)
Luego inicie, nuevamente, la respiración artificial, como en el numeral 1.
Continúe hasta cuando el niño respire espontáneamente. Realice el procedimiento de estado de choque, si es necesario. (Página 64)

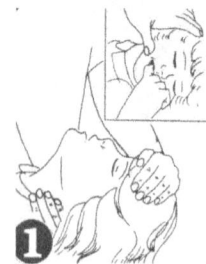
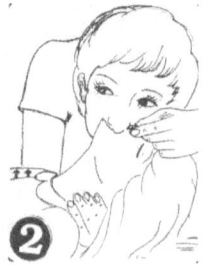
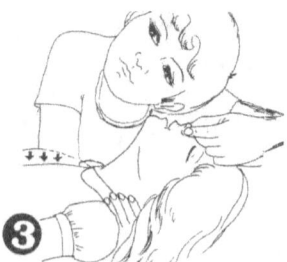

PARO CARDIACO (Masaje Cardiaco)
EN LACTANTES Y PREESCOLARES

Actúe:
Solicite una ambulancia y oxígeno inmediatamente. No Pierda el tiempo, pero tenga la certeza de que todos los síntomas están presentes antes que usted empiece a prestar los primeros auxilios. Controle el estado de conciencia, llamando al niño ruidosamente y pellizcando suavemente sus hombros.

Síntomas: Inconsciencia, falla respiratoria, pulso imperceptible

1 Acueste al niño en un plano firme. Verifique rápidamente los síntomas y los signos vitales. Si el pulso está en marcha, haga respiración artificial. (página 59) Si no hay pulso, haga los siguiente: Coloque la yema de sus dedos dos centímetros arriba de la punta del esternón y realice rápidos y cortos movimientos, hacia abajo; como si fuese a tocar la columna vertebral, 100 veces por minuto. Con una profundidad de uno a dos y de tres a cuatro centímetros.

2 Después de cada cinco compresiones, introduzca en la boca del niño cortas y suaves bocanadas de aire, al mismo tiempo que sus dedos inician las compresiones. Si la respiración continua bloqueada ver ATRAGANTAMIENTOS (página 97). No retire los dedos entre cada compresión. Una vez reestablecido el movimiento cardiaco, cese las compresiones; continúe la respiración artificial, hasta cuando el niño respire espontáneamente.

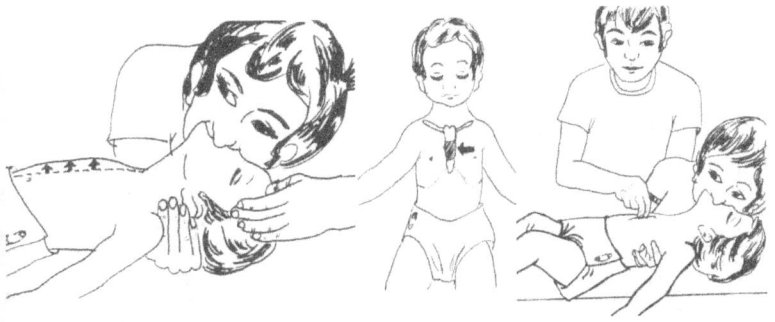

PARO CARDIACO (Masaje Cardiaco)
EN NIÑOS MAYORES DE 5 AÑOS O ESCOLARES

Actúe:

Solicite una ambulancia y oxigeno inmediatamente. Si es posible prepare a una persona para que realice respiración artificial, boca o boca y otra para que administre la compresión cardiaca. Si usted está solo, haga las dos cosas, simultáneamente. No pierda tiempo, pero tenga la certeza de que todos los síntomas están presentes antes de iniciar el primer auxilio.

Controle el estado de conciencia, llamando al niño de manera ruidosa y pellizque suavemente sus hombros.

Síntomas: Inconsciencia, falla respiratoria, pulso imperceptible en la arteria larga del cuello.

1. .Acueste al niño en un plano firme. Tome el pulso en la arteria carótida, si el pulso está en marcha haga respiración artificial. (página 60)

2. Si no hay pulso, haga lo siguiente: Coloque la base de la mano sobre el pecho del niño, dos dedos por encima de la punta del esternón, (ver figura).

3. Haga pequeños y rápidos movimientos hacia abajo, tratando de tocar la columna vertebral, con una profundidad de tres a cuatro centímetros y de uno a dos centímetros, 80 veces por minuto. Después de cada cinco compresiones hágale respiración boca a boca, al mismo tiempo que su mano viene hacia arriba. Si la respiración continúa bloqueada, ver ATRAGANTAMIENTOS (página 97) (No retire su manos del pecho entre cada una de las compresiones). Cuando el movimiento cardiaco se haya restaurado, continúe haciendo respiración artificial hasta que respire espontáneamente.

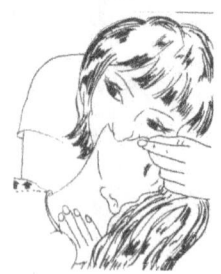
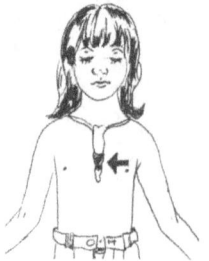
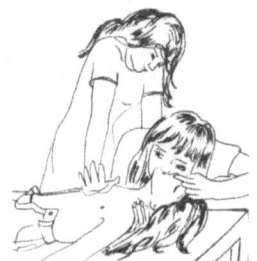

ATAQUE CARDIACO

Actúe:
Busque una ambulancia y oxígeno inmediatamente.

Síntomas:
Dolor persistente en el centro del pecho y puede haber irradiación en los hombros, brazos, cuello y maxilares. Respiraciones extremadamente cortas, ansiedad, palidez. Labios, piel y uñas azulados.

1 Siente al niño y retírele la ropa. Provea el lugar de una buena ventilación pero evite enfriamientos. Tome signos vitales. Incline la cabeza ligeramente hacia atrás para facilitar el paso del aire.

2 Controle su respiración cuidadosamente.

3 Restablezca inmediatamente la respiración (Ver respiración artificial) (Página 60)

Si no hay pulso, vea procedimiento de paro cardiaco (Página 62)

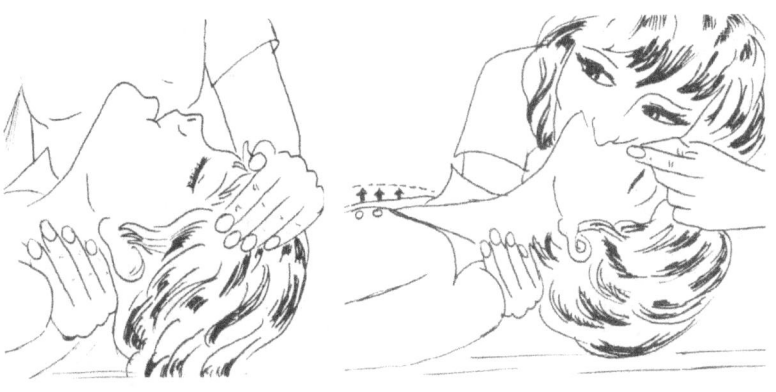

ESTADO DE CHOQUE

Síntomas:
Siempre que un niño presente una herida o lesión grave, hágale el procedimiento de estado de choque. No administre nada de beber, evite el calor excesivo, busque ayuda médica inmediata, no se desespere y tranquilícese. El estado de choque indica una circulación inadecuada por diversas causas.

Actúe:
Palidez genera, frío, piel pegajosa y jaspeada. Respiración débil y lenta, muy irregular. Apatía y náuseas.

1 Busque ayuda médica inmediata, acueste al niño, abríguelo con una cobija, cobertor o periódicos. No lo mueva si su cuello o espalda está lesionado o herido.

2 Si su cabeza está herida y tiene dificultad para respirar, eleve su cuello y hombros. Levante sus piernas con una almohada, sin causar dolor.

3 Controle signos vitales y realice el procedimiento de masaje cardiaco, si ese es el caso.

4 Condúzcalo rápidamente a un hospital.

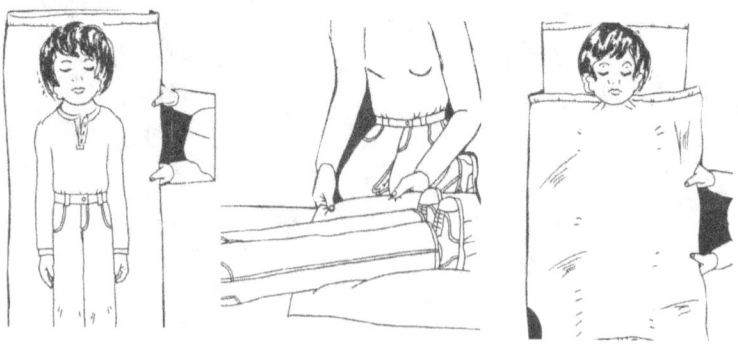

DESMAYOS

Síntomas:

Es la pérdida momentánea de la oxigenación cerebral. Regularmente se cobra la consciencia con el cambio de posición horizontal. Afloje sus ropas. Si no puede acostarlo, siéntelo con la cabeza entre las rodillas.

Actúe:

1 Controle los signos vitales. Controle el pulso (detrás del lóbulo de la oreja, si se trata un menor de tres años; y en la arteria del cuello si es un niño mayor), si no palpa el pulso, ver masaje cardiaco (páginas 61 - 62).

2 Controle la respiración. Si es necesario realice respiración artificial (páginas 59 - 60).

3 Si hay hemorragia, contrólela. (ver hemorragias, páginas 66 - 73) Rápidamente examínelo desde la cabeza hasta los pies, para observar si tiene alguna herida o traumatismo. Asegúrese de que no pasó por alto ninguna herida oculta.

4 Si hay quemaduras o manchas en la boca del niño y otros signos de envenenamientos (por tabletas, cápsulas, químicos u otros) ver envenenamientos (página 108 - 111).

5 Si el niño está gravemente herido realice el procedimiento de choque (página 64). En caso de fracturas de huesos, ver fracturas, dislocaciones (página 86/ 93). En caso de exposiciones prolongadas al frío o al calor, ver procedimiento (página 100 – 101/103).

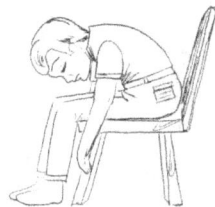

Posición adecuada desmayos
Asegúrese de que no pasó
por alto alguna herida oculta

HEMORRAGIAS

Es la pérdida progresiva de sangre por diferentes causas. El volumen sanguíneo de un adulto es de 5-7 litros, aproximadamente y el volumen de sangre de niños menores de tres años es de 400 cc, aproximadamente. Las hemorragias pueden ser producidas por cortaduras, heridas, traumatismos, amputaciones, cirugías, partos y otros. Para tratar una hemorragia, en primeros auxilios inmediatos, realizaremos los siguientes métodos:

* Presión directa.
* Presión de puntos de referencia.
* Aplicación de torniquete.
* Presión Directa y taponamiento nasal.

HEMORRAGIAS POR CORTADURAS Y HERIDAS (MÉTODO DE PRESIÓN DIRECTA)

Actúe:
- Busque ayuda médica inmediata, si la pérdida de sangre es considerable.
- No aplique presión directa si hay fracturas.
- Realice tratamiento de choque, si es necesario (página 64)

1 Presione directamente sobre la herida, cubriéndola previamente con una gasa, pañuelo y/o trapo.

2 Levante el miembro lesionado más alto que la línea media del corazón cuando no haya evidencia de fractura. Mantenga esa presión hasta que la hemorragia haya cesado. Aplique vendaje firme en el sitio de la herida, procurando que no quede muy apretado.

3 Controle el puso por debajo de la herida. Si usted no lo palpa, afloje el vendaje hasta cuando retome el pulso.

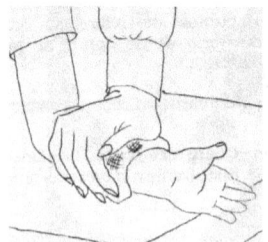 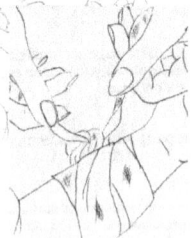 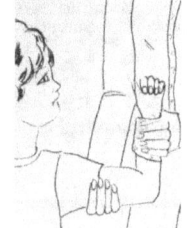

HEMORRAGIAS
(POR CORTADURAS Y HERIDAS)

Actúe: Los puntos de referencia son puntos específicos del sistema circulatorio desde donde se puede presionar para controlar una hemorragia.

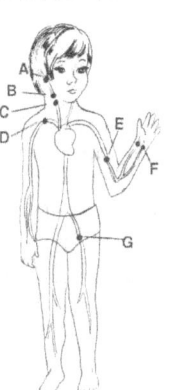

Sitios donde usted debe presionar:

A   **Cuero cabelludo.** Presione el dedo pulgar contra el hueso, justo en la frente del niño.

B   **Cara.** Presione con los dedos en la parte media de la mandíbula.

C   **Cuello.** Presione con los dedos en la parte media lateral del cuelo, sobre la carótida.

D   **Clavícula.** Presione con el dedo pulgar sobre el hueco clavicular.

E   **Brazos.** Coloque los dedos sobre la parte superior interna del brazo y presione contra el hueso y músculos, ayudándose con el pulgar que se coloca en el lado posterior de brazo.

F   **Mano.** Coloque el dedo pulgar en la parte anterior de la muñeca y presione contra el hueso.

G   **Pierna.** Coloque la protuberancia ósea de la palma de la mano en la parte superior interna del muslo y presione contra el hueso.

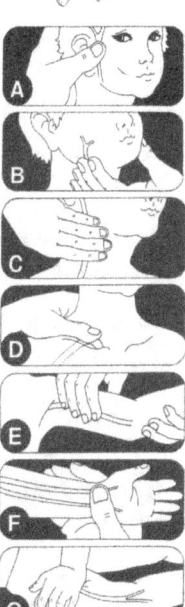

HEMORRAGIAS
(POR CORTADURAS Y HERIDAS)

MÉTODO APLICACIÓN DE TORNIQUETE

Es el método por el cual se aplica un torniquete o venda constrictiva por encima del sitio de la hemorragia, para poder controlarla.

SOLAMENTE USE ESTE MÉTODO EN UNA SITUACIÓN CRÍTICA O CUANDO LOS OTROS MÉTODOS NO HAYAN SIDO EFECTIVOS.

Actúe:
- Aplique torniquete o vendaje dos o cuatro centímetros por encima de la herida.

1 Coloque el torniquete o vendaje sobre las arterias o venas que se van a comprimir. Si la herida está cerca de una articulación, el torniquete se aplicará encima de la articulación.

2 Una vez colocado el torniquete o vendaje dé dos vueltas alrededor del miembro y haga un medio nudo.

3 Coloque un pedazo de madera pequeño, un lápiz o palo sobre el medio nudo y luego complete el nudo por encima de la madera.

4 Tuerza la madera, lápiz o palo, como cerrando un grifo de agua, hasta que la hemorragia cese.

5 Asegura la madera o palo con las dos puntas sobrantes del vendaje, trapo, pañuelo o torniquete.

6 Escriba en la frente del niño, con un lápiz labial o de ojos, la hora exacta en que se colocó el torniquete. Realice tratamiento de choque si es necesario (página 64).

7 Traslade inmediatamente al niño al hospital y observe que **EL TORNIQUETE DEBE SER REMOVIDO CADA 30 MINUTOS**.

MÉTODO APLICACIÓN DE TORNIQUETE

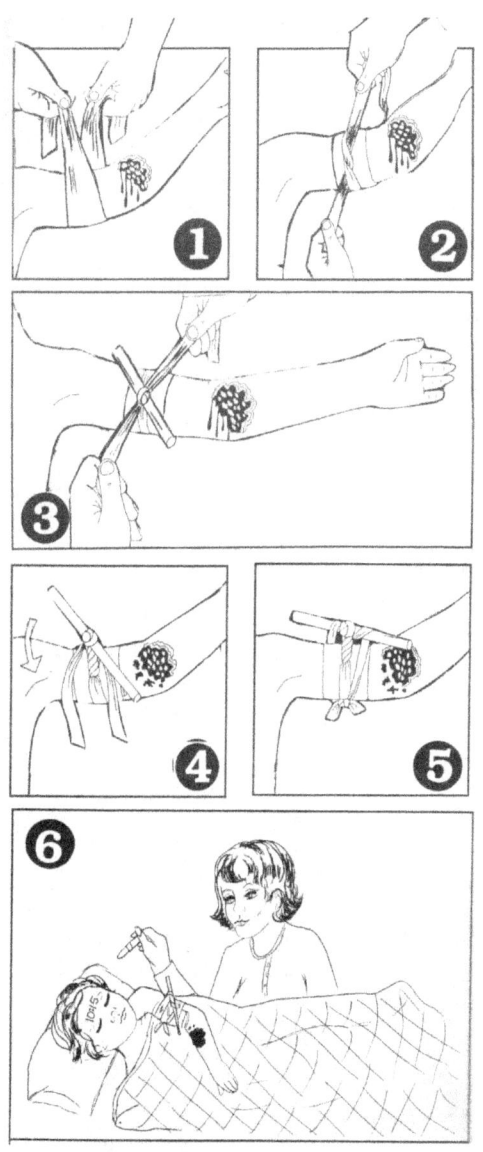

HEMORRAGIA NASAL O EPITAXIS

MÉTODO DE PRESIÓN DIRECTA Y/O TAPONAMIENTO

Es la hemorragia que se produce por la rotura de vasos capilares de la mucosa nasal, ocasionada por traumatismos o golpes, inhalación de gases u otro. La hemorragia nasal o epitaxis aparece en la parte interior del tabique nasal. Pueden provenir de hurgarse la nariz, de un traumatismo local o de cualquier golpe. También puede provenir de enfermedades como la fiebre reumática, hipertensión o tensión alta y/o problemas sanguíneos. La hemorragia por presión alta suele ser muy intensa y difícil de cohibir o controlar.

Actúe:

1 Siente al niño con la cabeza flexionada un poco hacia adelante.

2 Presione suavemente la nariz, haciendo una suerte de pinza, con sus dedos índice y pulgar por espacio de cinco minutos.

3 Si la hemorragia persiste, tapone los orificios nasales con algodón, gasa y presione con sus dedos por cinco minutos.

4 Tranquilice al niño, ya que la inquietud puede incrementar el sangrado.

5 Enséñele a respirar por la boca. Coloque, en la frente, compresas, un pañuelo o trapo limpio humedecido en agua fría.

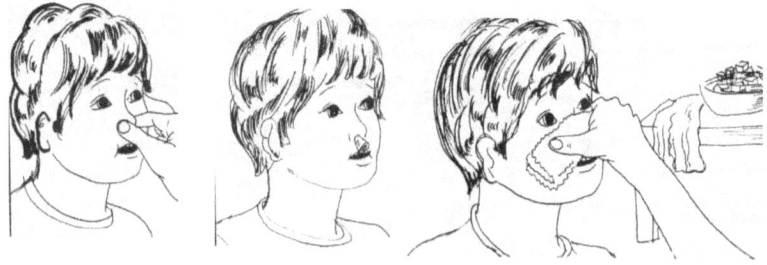

HEMORRAGIAS
(POR CORTADURAS Y HERIDAS)

HEMORRAGIA INTERNA

Actúe:

Hay hemorragia interna cuando se presentan los siguientes síntomas: vómito rojo brillante, rojo oscuro, color café o coca cola. Cuando la materia fecal o deposición es de color oscuro, negra o rojo brillante. En caso de que la hemorragia sea a nivel del tórax y pulmones puede haber tos o expectoración con sangre. Haga una inspección general del niño, observe si tiene heridas o cortaduras en el abdomen o tórax.

1 Busque ayuda médica inmediata y/o traslade al niño a un centro asistencial.

2 Acueste al niño en un plano firme con la cabeza de lado y ligeramente hacia atrás, para facilitar el paso del aire. Cúbralo para mantener una buena temperatura.

3 Controle signos vitales. Si hay dificultad para respiratoria haga el procedimiento de respiración artificial. (páginas 59 - 60)

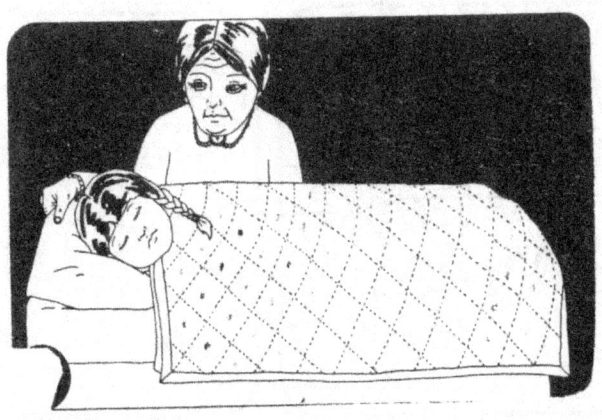

HEMORRAGIAS
(POR OBJETOS PENETRADOS)

Actúe:

Llame a una ambulancia o vaya inmediatamente al hospital.

No mueva ni trate de extraer el objeto penetrado.

Vigile la herida, por si hay hemorragia, y realice procedimiento de torniquete (página 68) y choque (página 64).

Controle signos vitales. Deje libre de ropas el sitio alrededor de la herida (corte o rompa la ropa).

Coloque gasitas o compresas gruesas alrededor del objeto penetrado a manera de curación y sujételos con un pañuelo o trapo limpio.

Realice el procedimiento de estado de choque, si es necesario.

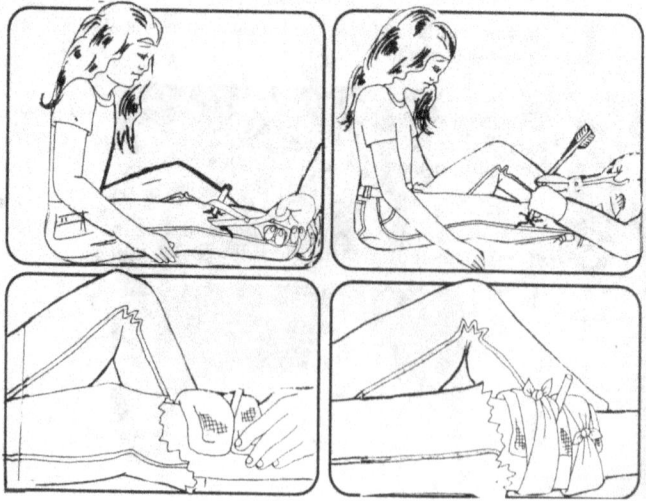

HEMORRAGIAS

AMPUTACIONES

Actúe:

La amputación es el cercenamiento de algún miembro u órgano, producido por un traumatismo o accidente. Conserve la calma y actúe rápidamente. Detenga la hemorragia lo más pronto posible.

1 Busque auxilio médico inmediato.
Controle signos vitales.
Controle la hemorragia con **PRESIÓN DIRECTA** (página 66) con **PRESIÓN DE PUNTOS DE REFERENCIA** (página 67).
Como último recurso emplee el procedimiento de del **TORNIQUETE** (página 68).

2 Realice tratamiento el **ESTADO DE CHOQUE** si es necesario (página 64).

3 Envuelva las partes amputadas en una gasa, pañuelo o trapo limpio humedecido en agua fría, luego colóquelos en una bolsa plástica con hielo. Transporte el niño al hospital y lleve partes amputadas.

LESIONES O HERIDAS EN LA CABEZA

CERRADAS O ABIERTAS

Las heridas en la cabeza pueden ser más graves de lo que parecen. Suelen ser cerradas o abiertas.

Síntomas de heridas graves en la cabeza
Inconsistencia, dificultad respiratoria, vómito, convulsiones, sangramiento por oídos, nariz y boca. Pérdida del control del intestino y la vejiga. Pupilas desiguales y deformidad del cráneo.

Actúe:

CERRADAS	ABIERTAS
•Busque auxilio médico inmediato.	• Busque auxilio médico inmediato. Acueste al niño sobre un plano firme. Si no hay signos de lesión en el cuello colóquele una almohada, chaqueta o periódicos debajo de los hombros y la cabeza.
•Controle signos vitales.	
•Realice procedimiento de respiración artificial (páginas 59 - 60).	
•No mueva al niño si no es absolutamente necesario.	• Volteé la cabeza del niño de medio lado, para facilitar el drenaje de los líquidos y secreciones de la boca.
•Al trasladarlo tenga en cuenta el procedimiento para transporte de heridos (página 104 - 107).	• Controle los signos vitales. Haga procedimiento de estado de choque, si en necesario (página 64).
•Si el niño está inconsciente presuma que hay una lesión de cuello.	• Controle la hemorragia haciendo presión directa o presionando los puntos de referencia (página 67). Evite hacer presión muy fuerte y no coloque vendajes en el cuello.
•Observe y tome nota del tiempo que el niño estuvo inconsciente.	• No trate de levantar la piel de cráneo.

LESIONES O HERIDAS EN LA CABEZA

CERRADAS	ABIERTAS
•Haga procedimiento de estado de choque (página 64).	• Limpie las heridas pequeñas de la cabeza, cuidadosamente, con agua hervida y gasitas y use un desinfectante. • Cuando la hemorragia es controlada coloque un vendaje en la cabeza (ver figura). • Transporte al niño al hospital.

HERIDA ABIERTA

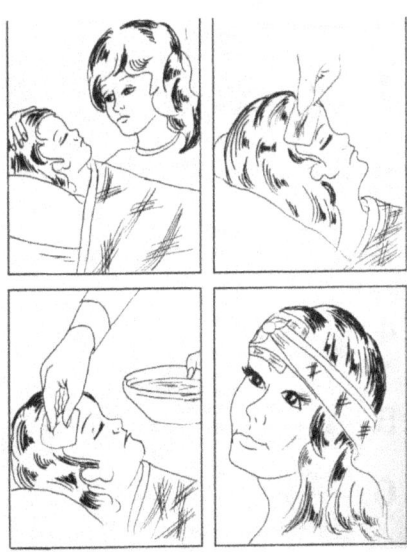

LESIONES EN LA CABEZA

POR OBJETOS INCRUSTADOS EN EL CRÁNEO O EN LA CARA

Actúe:

- Busque auxilio médico inmediato.
- No trate de remover el objeto incrustado.
- Controle la hemorragia en la cara, introduciendo, dentro de la boca, una gasa o un pañuelo limpio.
- En el cráneo controle la hemorragia, haciendo presión directa en la herida con una gasa, pañuelo o trapo limpio, o contrólela presionado los puntos de referencia (página 67).
- Tome los signos vitales y trasládelo al hospital

1 Busque auxilio médico inmediato. Observe si hay dientes quebrados o cualquier objeto extraño y retírelo de la boca del niño.
Controle signos vitales. Haga procedimiento de estado de choque, si es necesario (página 64).

2 Si el diente que se desprende queda entero, llévelo al odontólogo para implantarlo nuevamente.
Controle la hemorragia haciendo presión directa con una gasa o trapo limpio. Si es necesario haga también presión en los puntos de referencia (página 67), hasta que la hemorragia esté controlada.

3 Aplique una gasa estéril o un trapo limpio y fíjela con un vendaje. Cuando hay lesión o herida en la mandíbula, coloque un vendaje sosteniéndola.

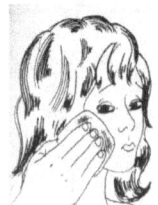 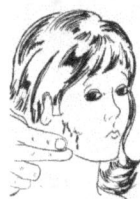 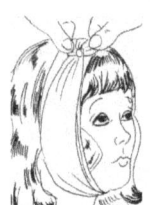 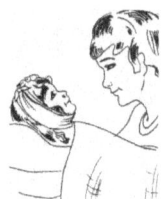

LESIONES O HERIDAS EN LA BOCA

Las lesiones o heridas en la boca de los niños ocurren frecuentemente sufriendo las encías, el paladar, los dientes, los labios y la lengua.

ENCÍAS Y PALADAR
- Observe rápidamente si hay lesiones o heridas en la cabeza o cuello.
- Limpie la boca y retire los dientes partidos.
- Incline ligeramente la cabeza del niño hacia un lado, para que no se trague la sangre.
- Controle la hemorragia con presión directa.
- Controle signos vitales.

DIENTES
- Controle la hemorragia por presión directa en el orificio del diente.
- Haga que el niño muerda firmemente una gasita, un pañuelo o trapo limpio colocado en el sitio de la lesión.

LABIOS
- Controle la hemorragia por presión en la herida.

LENGUA
- Controle la hemorragia haciendo presión a los dos lados de la lengua.
- En hemorragias graves saque ligeramente la lengua, agárrela y manténgala afuera por unos minutos.

LESIONES O HERIDAS EN LA NARIZ

Este tipo de lesiones ocurren por traumatismos, cuerpos extraños, hemorragias o fracturas.

CUERPOS EXTRAÑOS:
- Si hay un cuerpo extraño, dentro del orificio nasal, no trate de retirarlo usted. Acuda al médico inmediatamente.
- Tranquilice al niño y enséñele a respirar por la boca.

HEMORRAGIA: Ver hemorragia nasal o epistaxis (página 70).
FRACTURA DE NARIZ: Ver fracturas (página 86).

LESIONES O HERIDAS EN LOS OJOS

CUERPOS EXTRAÑOS Y SUSTANCIAS QUÍMICAS

Cuando hay un cuerpo extraño en el párpado inferior usted puede retirarlo con la punta de un pañuelo o trapo limpio.

CUERPOS EXTRAÑOS EN EL PÁRPADO SUPERIOR:

1 Enrolle el párpado con un aplicador, palillo o copito en la siguiente forma:

2 Retire el párpado con su dedo pulgar e introduzca por la parte de atrás del dedo el aplicador o palillo y trate de enroscar las pestañas y el párpado hacia atrás, incline la cabeza hacia el lado donde se encuentre el objeto o cuerpo extraño.
Explíquele al niño que mire hacia abajo y lave el ojo con agua limpia, dejándolo correr hacia el ángulo externo del ojo. Puede utilizar un gotero para realizar el lavado.

CUERPOS EXTRAÑOS EN EL PÁRPADO SUPERIOR:

1 Incline ligeramente la cabeza del niño hacia el lado lesionado. Abra el ojo con el dedo índice y pulgar en inmediatamente deje caer agua con un gotero o irrigador, sin presión, por espacio de cinco minutos. No permita que el agua caiga al otro ojo.

2 Aplique una venda de gasa, pañuelo o trapo limpio obre el ojo, sosténgalo con un vendaje y/o adhesivo que no quede muy apretado. Busque auxilio médico inmediato.

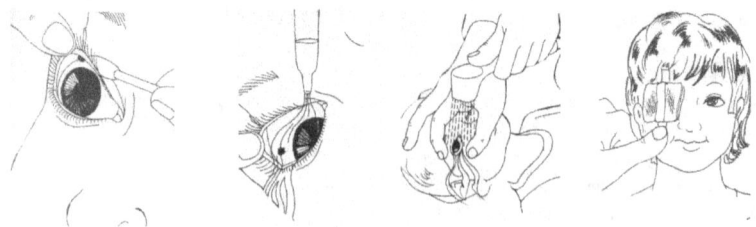

HERIDAS Y TRAUMATISMOS EN LOS OJOS

Las heridas y traumatismo en los ojos pueden lesionar los párpados, globo ocular, por laceraciones u objetos incrustados.

1 Busque ayuda médica inmediata y NO LAVE EL OJO.

2 Controle la hemorragia del párpado u ojo lesionado haciendo una ligera presión con una gasita, pañuelo o trapo limpio sobre el hueso maxilar del párpado.

LACERACIONES EN EL GLOBO OCULAR

1 Cubra suavemente ambos ojos con gasa, pañuelo o trapo limpio.

2 No aplique presión. Asegúrese que el niño no toque los ojos con sus manos y busque ayuda médica inmediatamente.

OBJETOS INCRUSTADOS

1 **NO TRATE DE REMOVER EL OBJETO INCLUSTADO.**
Colóquele una gasita, pañuelo o trapo limpio alrededor del objeto incrustado (ver figura).

2 Póngale un vaso de plástico o papel sobre el ojo afectado. **NO TOQUE EL OJO.** Asegure el vaso con una gasa o trapo limpio, vendando ambos ojos, previniendo movimientos en el ojo lesionado.

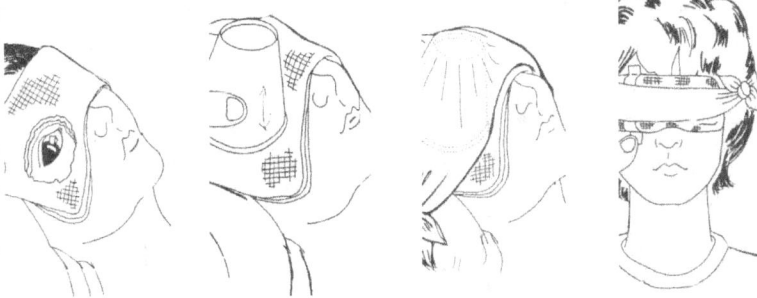

HERIDAS Y TRAUMATISMOS EN EL OÍDO

CUERPOS EXTRAÑOS O CORTADURAS

Actúe: Si la oreja es cercenada,

1 Envuelva en una compresa, gasa, pañuelo o trapo limpio, previamente humedecido en agua fría; llévela al hospital con el niño (ver amputaciones, (página 73).

2 Si fluye sangre u otro líquido por el oído, es posible que haya una lesión grave en la cabeza (páginas 74).

CUERPOS EXTRAÑOS:

1 Si entra un insecto en el oído coloque un bombillo cerca del oído para que el insecto salga atraído por la luz.

2 Volteé al niño con la cabeza hacia el lado herido o lesionado y busque ayuda médica tan pronto como sea posible.
NO TRATE DE RETIRAR EL CUERPO EXTRAÑO SIN AYUDA MÉDICA.

CORTADURAS:

1 Coloque la niño con la cabeza levantada.

2 Controle la hemorragia haciendo presión directa sobre la herida. Aplique un vendaje compresivo que sostenga la gasa, pañuelo o trapo limpio (ver figura).

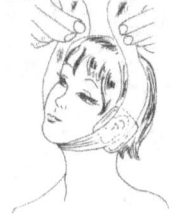
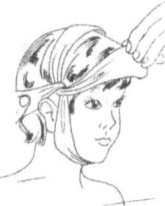
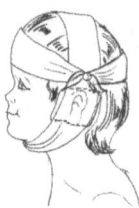

HERIDAS Y LESIONES DEL PECHO

HERIDAS Y LESIONES DEL PECHO POR APLASTAMIENTO

Actúe

Las heridas y lesiones del pecho son producidas, generalmente, por accidentes de tránsito, caídas o aplastamiento por diversas causas, con consecuencias graves.

Síntomas:

Rompimiento o quebradura de varias costillas, el pecho está colapsado y se hace difícil la expansión torácica cuando el niño trata de inhalar.

1 Busque auxilio médico inmediato.

2 Controle signos vitales y si es necesario realice **procedimiento de respiración artificial y estado de choque** (páginas 60 – 64).

3 Si la lesión es en el centro del pecho o a ambos lados y hay dificultad respiratoria, colóquelo en posición semi-sentado y manténgalo cómodo.

HERIDAS DE PECHO ABIERTAS

Actúe

Son heridas graves por colapso del pulmón por entrada de aire. Busque auxilio médico inmediato. Controle signos vitales.

1 Selle herméticamente la herida con una venda, adhesivos y papel aluminio u otro material no poroso. Fije con adhesivo alrededor.

2 Volteé al niño hacia el lado lesionado y mantenga abierta la entrada de aire, inclinando ligeramente la cabeza hacia atrás. Realice el procedimiento de respiración artificial, (página 60) y estado de choque (página 64), si fuese necesario.

3 Si el niño se agrava, después de sellarle la herida, su pulmón puede estar colapsado. En este caso retire el sello o adhesivo inmediatamente y escuche si hay escape o salida de aire. Coloque de nuevo el adhesivo una vez que el aire ha salido por la Herida.

HERIDAS EN EL ESTÓMAGO

IMPORTANTE:
NO DÉ AL NIÑO NADA DE BEBER SI TIENE DIFICULTAD PARA RESPIRAR. ELÉVELE UN POCO LA CABEZA Y LOS HOMBROS CON UNA ALMOHADA

Actúe

1 Acueste al niño boca arriba, relajando los músculos de su estómago, colocando una cobija o almohada debajo de sus rodillas.

2 Controle la hemorragia aplicando presión directa sobre la herida con una gasa compresa o trapo limpio.

3 Haga un vendaje compresivo.

4 Si los intestinos protuden o se salen, no trate de meterlos nuevamente. Cubra el abdomen con una compresa o gasa estéril y fíjela con vendajes o adhesivos firmemente, pero no muy apretados.

5 Controle signos vitales y haga procedimiento de choque, si es necesario (página 64).

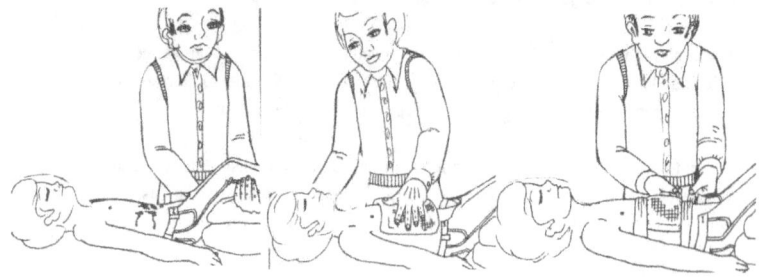

HERIDAS O LESIONES DE PECHO COSTILLAS

Actúe
Síntomas:

- El niño siente dolor cuando inhala o inspira, o cuando se palpa la parte de las costillas lesionada.

- Busque ayuda médica inmediata.

- Acueste al niño en un plano firme.

- Coloque le brazo de la parte lesionada cruzado sobre el pecho del niño y fíjelo con vendajes alrededor del cuerpo, no muy apretado. Sosténgale el brazo con un vendaje triangular.

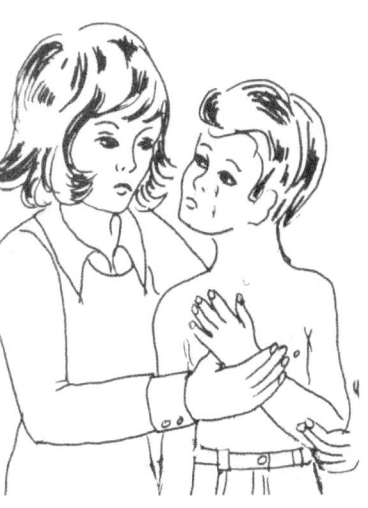

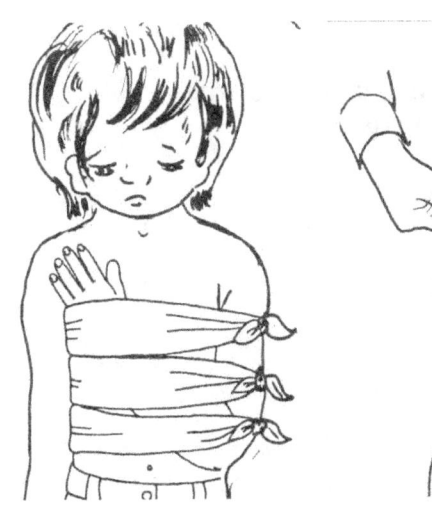

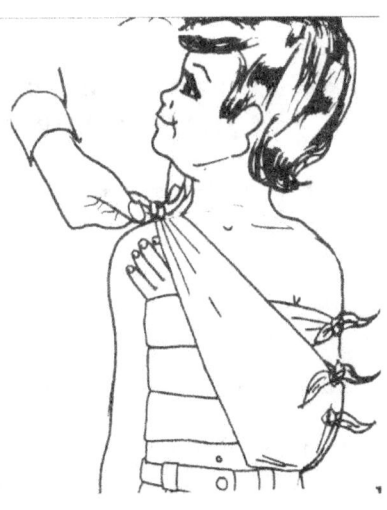

HERIDAS O LESIONES DE LA MANO

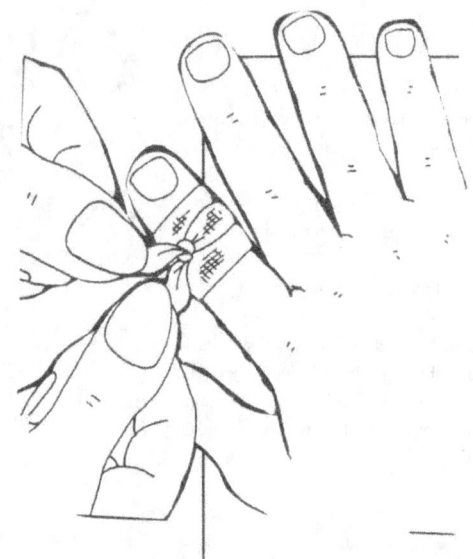

Actúe

- Busque ayuda médica inmediata.

- Controle signos vitales. Controle la hemorragia si es necesario (página. 66).

- NO LAVE LA HERIDA SI LA LESIÓN ES MUY GRANDE.

- Si hay amputación de un dedo, o más, hacer procedimiento de amputaciones (página 73).

INCRUSTAMIENTO Y TRATAMIENTO DE SORTIJAS O ANILLOS EN LOS DEDOS

1 Si el anillo no está incrustado en la piel, retírelo colocando un hilo medianamente grueso, metiéndolo por debajo del anillo y envolviéndolo alrededor del dedo.

2 Con el otro extremo del hilo trate de trasladar la hinchazón del dedo hacia adelante y resbale el anillo.

3 Si el anillo está incrustado en la piel del dedo, córtelo inmediatamente con una alicate o un corta-metales, teniendo cuidado con la piel del rededor.

4 Si no visualiza el anillo incrustado, no trate de retirarlo. Lleve al niño al hospital, inmediatamente.

MACHUCONES Y CORTADURAS DE LA MANO O DEDOS

Controle la hemorragia, si es necesario. Si el machucón no ha dejado herida abierta, coloque el dedo o mano del niño en agua fría (con trozos de hielo). Vende la mano y sosténgala con un cabestrillo de manera que le quede ligeramente elevada.

Precauciones:
- Evite que los niños jueguen o manipulen los ventiladores o abanicos eléctricos.
- Proteja al niño de machucones de los dedos con las puertas de la casa o el automóvil.
- No deje que el niño utilice cuchillos para cortar.

CURACIONES

La curación es la limpieza y desinfección que se hace de la lesión o herida, una vez se hayan controlado signos vitales y hemorragias.

Actúe

1 Coloque al niño en posición cómoda y tranquilícelo.
Prepare los elementos que va a utilizar

2 Lávese cuidadosamente las manos.

3 Limpie la herida con un trozo de algodón o gasa estéril, impregnada de agua hervida o solución fisiológica, pasando de adentro hacia afuera, una sola vez. Cambie el algodón o gasa cuantas veces sea necesario, para que quede limpia la herida.

4 Aplique con un algodón o gasa una solución desinfectante.
Cubra la herida con una gasita, compresa o pañuelo limpio.

5 Fíjela con un adhesivo o un vendaje.
No lave las heridas, si la lesión es grave o extensa

FRACTURAS

La fractura es el rompimiento o quebradura de un hueso. Puede ser causada por traumatismos en accidentes automovilísticos, caídas, aplastamientos y otros. Las fracturas pueden ser: **Abiertas**; el hueso sale por la piel. **Cerradas**; el hueso se rompe y la piel no. **Desplazadas**; los cabos óseos se separan. **Completa**; se ve comprometidos todo el hueso. **Conminuta**; el hueso queda reducido en fragmentos.

Síntomas:

Dolor intenso.	Pérdida de la función motota.	Deformidad.
Hinchazón.	Espasmo muscular	Hemorragia

LUXACIONES Y ESGUINCES

Cuando las superficies articulares pierden su contacto normal, se dice que hay una luxación. Suele ser causada por traumatismos diversos. Nos encontramos en presencia de un esguince cuando hay lesiones de los ligamentos que rodean a una articulación; este tipo de lesiones suele acompañarse con dolor, tumefacción y pérdida de movimiento. En general a estas lesiones las conocemos como dislocaciones.

Actúe

* Busque ayuda médica inmediata.

* Controle signos vitales.

* Evite acomodar la dislocación, usted mismo.

* Compórtese con el accidentado como si fuese una fractura.

* En el caso de que algún hueso protude o se salga, controle la hemorragia y cubra la herida con una gasa o compresa, o en su defecto, un trapo limpio.

* No limpie la herida.

* Observe si el accidentado presenta palidez de la piel, sudoración profusa, presión baja, mucosas secas, en tal caso estamos en presencia de un pre-estado de choque. Realice procedimientos de estado de choque (página 64).

FRACTURAS
(DE CRÁNEO)

La fractura de cráneo es el rompimiento o fractura de los huesos propios de la cabeza.

Actúe

1 Busque auxilio médico inmediato.

2 NO INTENTE MOVER AL NIÑO, si hay lesiones, heridas o hemorragias.

3 Controle signos vitales.

4 Realice respiración artificial, si es necesario (página 59) y procedimiento en estado de choque (página 64).

5 Cuando traslade al niño al hospital utilice inmovilización de la cabeza, el cuello y trasládelo según procedimiento de transporte de heridos (página 104 - 107).

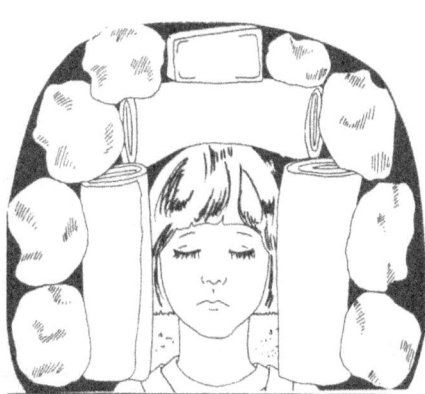
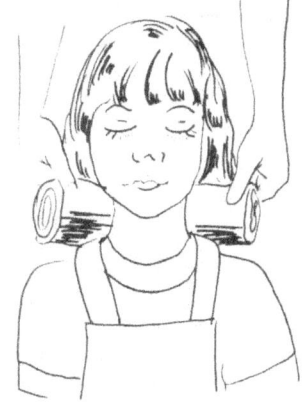

FRACTURAS
(CLAVÍCULA Y HOMBRO)

Actúe

1 Busque ayuda médica inmediata.

2 No trate de acomodar el hueso.

3 Haga un vendaje en forma de cabestrillo, para sostener el peso del brazo.

4 Inmovilice el brazo con un vendaje, ligeramente apretado, por encima del cabestrillo y alrededor del cuerpo.

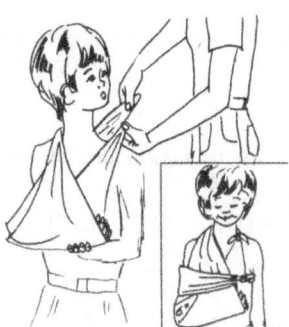

FRACTURAS
(CODO DOBLADO)

Actúe

1 Busque auxilio médico inmediato.
No trate de acomodar el hueso por usted mismo.

2 Si el hueso se sale, controle la hemorragia y cubra la herida con una gasa o compresa, trapo o pañuelo limpio. **No limpie la herida.**

3 Controle los signos vitales. Realice procedimiento de estado de choque, si es necesario (página 64).
Inmovilice en la posición en la que quedó el codo.
Utilice periódicos, cartones u otros elementos para inmovilizarlos, sosténgalo con vendas.

4 Haga un cabestrillo para sostener el peso del brazo y asegúrelo con vendas, alrededor del cuerpo. Asegúrese de que los dedos queden al mismo nivel del codo.

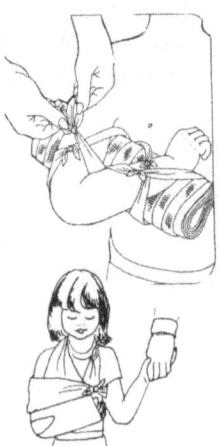

FRACTURAS
(CODO RECTO - INMOVILIZACIÓN)

Actúe

• Inmovilice el codo en la posición recta, con un trozo de madera protegido con una gasa o trapo limpio. Use periódicos y/o revistas, y para sostenerlo utilice vendajes o tiras de trapo.

• La posición de la mano debe ser funcional y puede colocarse un rollito de trapo para prensar los dedos.

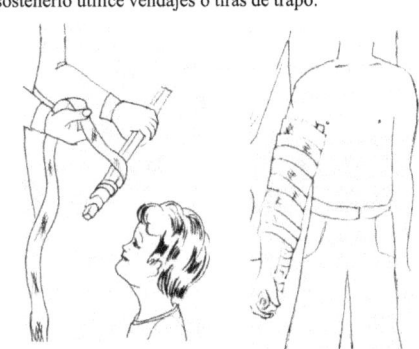

FRACTURAS
(DEDOS - INMOVILIZACIÓN)

Actúe

• Haga un inmovilizador con un pedazo de madera o espátula, protéjalo con gasa o con algún trapo.

• Colóquelo debajo del dedo afectado y sosténgalo con una venda o tiras de trapo no muy apretado.

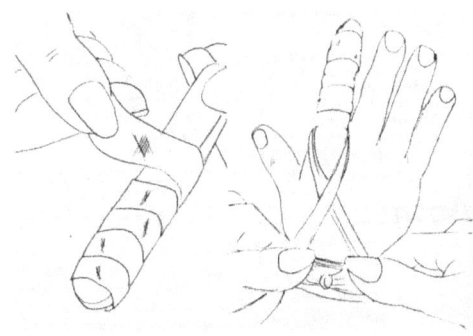

FRACTURAS O DISLOCACIONES
(BRAZO – ANTEBRAZO - MANO)

Actúe

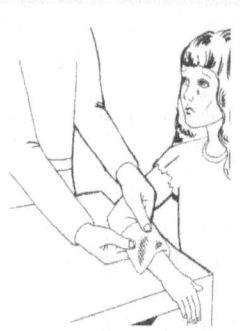

- Busque ayuda médica inmediata.

- No trate de acomodar la dislocación usted mismo.

- Controle signos vitales. Observe si hay estado de choque y realice procedimiento (página 64).

- Si algún hueso se sale o protude, controle la hemorragia y cubra con una gasa, compresa o trapo limpio. **NO LIMPIE LA HERIDA**.

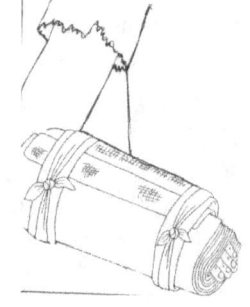

- Inmovilice con un pedazo de madera, previamente protegido con gasa, periódico, revista.

- Sostenga el inmovilizador con vendas, tiras de trapo o pañuelo. No ate muy apretado.

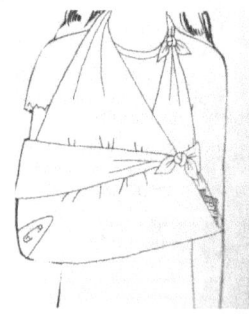

- Haga un cabestrillo para sostener el peso del brazo y asegúrese que los dedos queden al mismo nivel del codo.

- En una fractura del brazo, inmovilice el hombro y el codo con una venda alrededor del cuerpo.

FRACTURAS O DISLOCACIONES
(PELVIS Y CADERA)

Actúe

• Busque ayuda médica inmediatamente.
• Controle signos vitales. Realice procedimiento de estado de choque, si es necesario (página 64).
• Controle la fractura de pelvis, observando el sitio en el que el niño siente dolor.
• Inmovilice al niño utilizando tablas, puertas u otros.
• Coloque una sábana o vendaje alrededor de la cadera. Luego sujételo sobre la puerta o tabla con vendajes, cinturones o tiras de trapo.
• Tranquilice al niño y acompáñelo hasta el hospital.

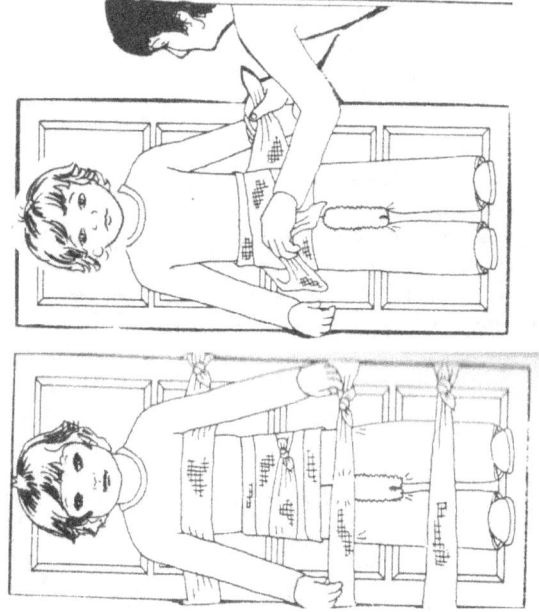

FRACTURAS O DISLOCACIONES
(RODILLA – PIERNA – TOBILLO)

Actúe

- Busque ayuda médica inmediata. / No trate de acomodar la dislocación por usted mismo.
- Controle signos vitales. Realice procedimiento de estado de choque, si es necesario (página 64)

RODILLA

- Inmovilice la rodilla en la posición en la que ha quedado.

- Utilice tablas, periódicos, revistas para mantener rígida la rodilla y sujete con vendas o tiras de trapo.

- En caso de fracturas o lesiones con rodilla recta, coloque el inmovilizador desde la cadera hasta el pie. Asegúrela con vendas, tiras de trapo o pañuelos.

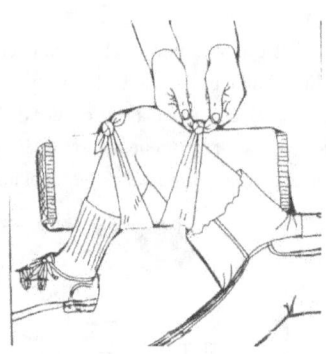

PIERNA Y TOBILLO

- Si algún hueso sale, o protude, controle la hemorragia y cubra con una compresa, toalla o trapo grande limpio. **NO LAVE LA HERIDA**.
- Inmovilice con una tabla, previamente protegida con vendajes y trapos. Utilice para inmovilizar: tablas, periódicos, revistas y sujételas con vendajes, tiras de trapos o pañuelos.
- Para improvisar un inmovilizador de pierna coloque un rollo hecho con una toalla o cobija entre las dos piernas y átelas con vendas, pañuelos o tiras de trapo.

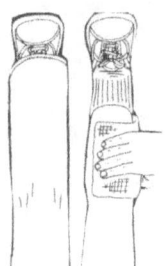 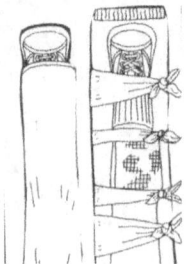 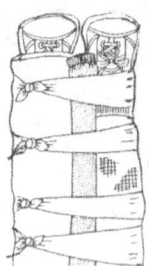

DISLOCACIONES

Las dislocaciones son producidas por forzamiento, lastimadura y torcedura de una articulación.

Síntomas:

Dolor, hinchazón rápida, ablandamiento y dislocación de tejido blando alrededor de la lesión.

Actúe

- Inmovilice el área lesionada con una cobija, manta o sábana, almohada o una venda elástica no muy apretada.
- Para disminuir la hinchazón eleve el codo, rodilla o tobillo.
- Aplique compresas frías o una bolsa de hielo cubierta con una toalla

TORCEDURAS

Las torceduras son el estiramiento forzoso de un músculo.

Síntomas:

Dolor causado por el estiramiento violento del músculo e hinchazón.

Actúe

- Descanse el miembro lesionado sobre una superficie firme. Aplique compresas húmedas tibia, ligeramente calientes. Manténgalo en reposo.

FRACTURA Y DISLOCACIÓN

Actúe

- Busque ayuda médica inmediata.
- No intente acomodar la dislocación por usted mismo y trátelo como si fuese una fractura.
- Controle signos vitales y realice procedimiento de choque, si es necesario (página 64).
- Retire o corte el zapato, si es posible.
- Inmovilice el pie con una cobija, almohada, toalla o cobertor. Átelo firmemente, pero no muy apretado, con pañuelos, vendas o tiras de trapo.
- Trasládelo a un hospital.

QUEMADURAS

Las quemaduras son accidentes graves, que pueden sufrir los niños de cualquier edad, y en un 90% de los casos tiene lugar en la casa o en sectores cercanos a la misma.

Los causantes de más de la mitad de las quemaduras son: agua y alimentos calientes, calentadores de agua, a gas o eléctricos, fuego al aire libre, cocinas o estufas, velas o velones.

También pueden causar quemaduras los gases tóxicos, la electricidad, ácidos y álcalis fuertes como la lejía, soda cáustica y los rayos solares.

Las quemaduras son lesiones de las capas de piel.

Las quemaduras pueden ser:

• DE PRIMER GRADO:

Es decir, cuando la piel toma color rojizo y no se forman ampollas. Solamente abraca la capa superficial de la epidermis. La piel quemada se desprende en términos de tres a seis días.

• DE SEGUNDO GRADO:

Se caracterizan por la aparición de ampollas que contienen agua y electrolitos. Este tipo de quemadura abarca la mayor parte de las capas de piel.

• DE TERCER GRADO:

Destruye toda la dermis y abarca la grasa subcutánea. Hay inflamación o edema y hay necrosis de tejidos.

Las quemaduras se valoran según su extensión y profundización.

Ejemplo: La quemadura solar de primer grado que abarque el 85% del cuerpo, causará trastornos de líquidos y electrolitos mucho mayores que una quemadura de tercer grado en la punta de un dedo.

QUEMADURAS POR CALOR
(1RO Y 2DO GRADO)

Este tipo de quemaduras se pueden presentar por la acción del calor seco, húmedo, líquido y gaseoso.

Si las ropas se están quemando lo primero que hay que hacer es apagar el fuego. Para ello hay que emplear una cobija, un paño o una alfombra. Si no se cuenta con medio alguno para apagar las llamas, ponga al niño en el suelo y hágalo rodar sobre su cuerpo. No use arena o tierra para cubrirlo, ello puede causar infecciones.

Toda la ropa que esté adherida a la piel debe ser eliminada, antes de que aparezca el edema o hinchazón. Retire relojes, brazaletes, pulseras y anillos.

Actúe

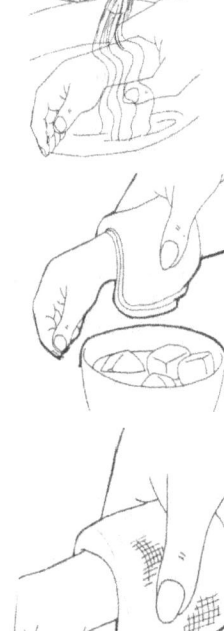

1 No retire la piel o tejido, ni las ampollas reventadas.
No use antisépticos en aerosol, aceites o remedios caseros.

2 Controle signos vitales.
Realice procedimiento de estado de choque, si es necesario (página 64).

3 Busque ayuda médica y determine el grado de las quemaduras.
En quemaduras de primer y segundo grado, sumerja en agua fría la parte afectada, hasta que pase el dolor. No utilice agua muy helada.

4 En una ponchera con agua hervida, ligeramente fría, remoje compresas, pañuelos y/o trapos limpios y aplique sobre la quemadura o zona afectada para mitigar el dolor.

5 Seque suavemente la piel con una gasa estéril o trapo limpio.
Cubra la parte, o zona afectada, con una gasa estéril o trapo limpio y fíjela con una venda. Levante el miembro afectado, más arriba que la línea del corazón.

QUEMADURAS POR CALOR
(3ER GRADO)

Las quemaduras de tercer grado destruyen toda la dermis y abarca la grasa subcutánea. Hay inflamación o edema y hay necrosis de tejidos.

Actúe

1 Busque ayuda médica inmediata.
Llame a una ambulancia.

2 No aplique agua, antisépticos en aerosoles, aceites, cremas o remedios caseros.
No retire la ropa ni partículas adheridas.
No retire piel, tejidos y/o ampollas reventadas.
No utilice algodón absorbente.

3

4 Cubra ligeramente el área quemada con gasa, sábana, toalla o trapo limpio no adherible y completamente seco.

Levante le miembro afectado más alto que la línea media del corazón. Controle signos vitales y realice procedimiento de choque (página 64), si es necesario. Traslade al hospital.

QUEMADURAS POR PRODUCTOS QUÍMICOS

Actúe

1 Busque auxilio médico tan pronto como sea posible.

2 Retire todas las ropas contaminadas con la sustancia química. Córtelas para sacarlas rápidamente.

3 Báñelo, inmediatamente, con abundante agua limpia.

4 Cubra el área afectada con compresas, vendas o un trapo limpio no adherible.

5 Controle signos vitales y trasládelo al hospital o centro asistencial más cercano.
Realice procedimiento de choque (página 64), si es necesario.

ATRAGANTAMIENTO O ATORAMIENTO

Actúe

El atragantamiento o ahogamiento es la obstrucción de las vías aéreas, total o parcialmente, por líquidos, sólidos u otros objetos.

Síntomas:

Crisis de tos, dificultad respiratoria, amoratamiento de la cara, nerviosismo y temor intensos.

No interfiera con el esfuerzo que el niño está realizando para liberarse de la obstrucción, cuando el niño pueda respirar, hablar o toser.

Si está totalmente atorado haga lo siguiente:

1 Si el niño está de pie sosténgale el pecho con una mano y con la otra de cuatro golpes, rápidos y fuertes, entre los hombros y los omoplatos, utilice la base de la mano.
Si está tendido colóquele las rodillas flexionadas hacia el pecho y sosténgalo con una mano y con la otra aplique golpes, rápidos y fuertes, en la espalda.
Si es un pre-escolar o lactante, sosténgalo suspendido sobre su antebrazo y con la otra mano dé cuatro golpes, fuertes y rápidos, en la espalda, utilizando la base de la mano.

2 Si la obstrucción no ha cedido, colóquele sus brazos alrededor del cuerpo del niño y con el puño de la mano presione firmemente el abdomen, entre el ombligo y la caja torácica, de la siguiente forma: Con la mano que no está empuñada haga cuatro movimientos rápidos en el sitio antes indicado. Aplique la fuerza de acuerdo con la edad y talla del niño, repita este procedimiento si es el caso.

3 Controle cuidadosamente la respiración, si es necesario realice procedimiento de respiración artificial (página 60). Busque ayuda si es necesario.

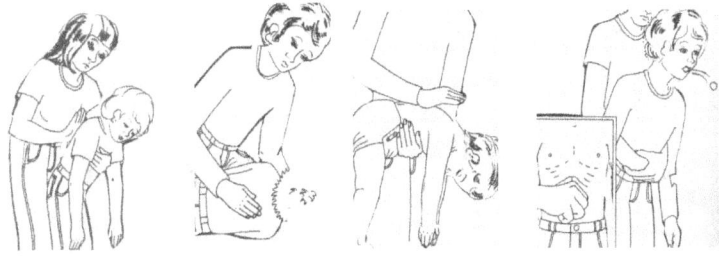

CONVULSIONES

Las convulsiones son movimientos tónico clónicos (movimientos involuntarios) de los músculos del cuerpo, acompañados, algunas veces, por la pérdida temporal de la conciencia. Pueden producirse convulsiones por distintos trastornos que van desde infecciones graves, con fiebre y otras enfermedades.

Síntomas:

Caída, espuma por la boca, rigidez del cuerpo, convulsiones tónico clónicas e inconsciencia.

NO ADMINISTRE AL NIÑO NADA DE BEBER DURANTE LA CONVULSIÓN.

Explíquele al médico acerca de todo el trance convulsivo.

Actúe

1 Retire del área los objetos duros o cortantes que puedan causar daño al niño. Procure aflojar la ropa apretada.

2 No trate de limitar los movimientos musculares del niño.
Proteja la mordedura de la lengua introduciendo en su boca un pedazo de pañuelo, trapo o solapa.

3 Cuando la convulsión cese, volteé al niño hacia el lado izquierdo. Controle signos vitales y si es necesario realice respiración artificial (página 60). Busque ayuda médica.

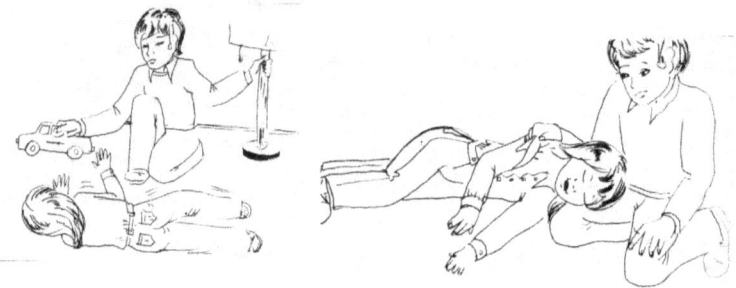

CHOQUE ELÉCTRICO

Electrocutados
El choque eléctrico es el contacto del cuerpo con un conductor eléctrico cargado de electricidad. Ejemplo: Cables de lata tensión, aparatos eléctricos, conductores industriales y otros.
Síntomas
- Pérdida de conciencia.
- Amoratamiento.
- Paro cardiaco.
- Muerte.

Actúe

1 Evite agarrar o tocar, directamente, al niño cuando todavía este en contacto con la corriente eléctrica.

2 Trate de apagar el interruptor o fusible.
Si esto no es posible, utilice objetos secos, como una toalla, una cobija, una alfombra, ropa o periódicos y párese sobre ellos.

3 La piel de la víctima no debe ser tocada directamente, ya que en caso de que esto suceda el salvador podría convertirse, a su vez, en víctima.

4 Trate de desconectar al niño empujándolo con un pedazo de madera, una escoba o una cuerda. Otra forma de rescate es con un trozo de madera o palo, al que se le ha amarrado una cuerda o mecate con un lazo en la punta. Enlace al niño del brazo, la mano o el pie y retírelo del conductor. Controle signos vitales y si es necesario inicie respiración artificial (página 60). Tratamiento de estado de choque (página 64). Y tratamiento de quemaduras (página 94). Busque auxilio médico.

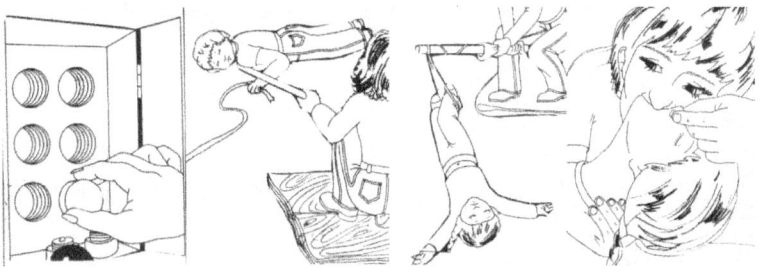

FIEBRE

Cuando la temperatura corporal aumenta de 37° centígrados se dice que hay fiebre. La fiebre es una señal cardinal de infección.

Síntomas

Escalofríos, malestar general, pulso rápido y sudoración.

Actúe

1 Busque ayuda médica inmediata
No use medicamentos, enemas o lavados, alcohol o hielo, hasta el momento en el que el médico lo indique. Si la fiebre sube a 39° C. o más alta y usted no puede llamar a un médico, empiece a bajar la fiebre de la siguiente manera:

2 Desvista al niño en una habitación donde no haya corrientes de aire. Coloque al niño en una bañera con agua tibia, o templada, de manera que lo cubra todo, menos la cabeza. Aplique ligeros masajes con una esponja o una toalla de baño, por espacio de 15 a 20 minutos a lo largo de todo el cuerpo.

3 Seque al niño vigorosamente. Controle nuevamente la temperatura y anótela. Repita el procedimiento, si es necesario. Mantenga al niño en reposo y cúbralo con ropas ligeras.

EXPOSICIONES AL FRÍO
(CONGELAMIENTO - HIPOTERMIA)

CONGELAMIENTO

El congelamiento del cuerpo humano se debe a la exposición excesiva al frío. El frío intenso lesiona los tejidos.

Síntomas

- Palidez intensa, localizada.
- La parte congelada está entumecida y rígida.
- Edema o inflamación. Insensibilidad motora.

Actúe

1 Busque ayuda médica.
No frote ni masajee el área afectada.
No aplique agua caliente o calor fuerte.
No use botellas calientes ni lámparas de calor.

2 Evite reventar las ampollas.
Absténgase de administrar bebidas alcohólicas al niño.
Proteja las partes congeladas del cuerpo para darle calor, con cobijas de lana u otras.
Lleve al niño a su casa o a un lugar abrigado.

3 Retire las ropas ajustadas y sumerja las partes congeladas en agua tibia, durante 20 minutos. Controle la temperatura del agua y cámbiela, si es necesario, hasta que mejore el color de la parte afectada.

4 Séquelo con una toalla y colóquelo de pie, para estimular la circulación sanguínea.
Si la parte afectada son los dedos, sepárelos con gasa o trapo limpio y cúbralos con un vendaje para llevar al niño al hospital.

5 Manténgalo en reposo y ofrézcale bebidas tibias o templadas, como sopa, té o café.
Eleve con una almohada la parte afectada.

HIPOTERMIA

La hipotermia es la baja de las cifras de temperatura corporal, causada por la exposición al frío, bajas temperaturas del ambiente, por inmersión en agua o ropas húmedas. Si se pasan varios minutos bajo esta exposición pueden ocurrir serios problemas en la salud del niño.

Síntomas
• Escalofrío persistente.
• Temblor violento.
• Dificultad para hablar.
• Pérdida del control de las manos.
• Dificultad para marchar y adormecimiento.

Generalmente el niño no puede pedir ayuda, por desconocer estos síntomas.

Actúe

1 Evite que el niño se duerma en este estado.
Controle los signos vitales. Si la respiración está deficiente o cesa, haga procedimiento de respiración artificial (páginas 59 / 60).

2 Retire al niño del sitio o área en la que recibió la exposición al frío y condúzcalo a un lugar tibio, abrigado y tranquilo.

3 Retírele la ropa y colóquelo entre sábanas y cobijas o dentro de un saco de dormir.

4 Caliente su cuerpo con el contacto de la piel de otra persona. Si es posible, aumente el proceso de calentamiento con el cuerpo de más personas.
Si el niño está consciente ofrézcale bebidas calientes, dulces o sopas.
Busque ayuda médica, si es necesario.

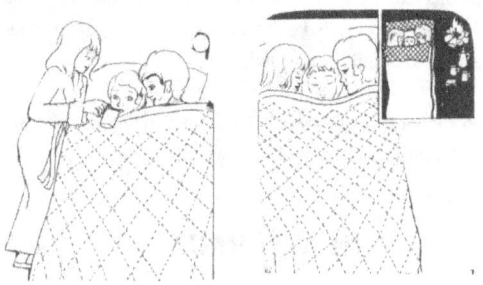

HIPO

El hipo es causado por espasmos recurrentes en el diafragma. El músculo diafragmático interviene en el proceso de respiración.

Actúe

• El hipo puede cesar si damos al niño una bolsa de papel para que la infle, acumulando dióxido de carbono por la boca y la nariz.
• Se puede tomar agua, manteniendo las ventanas de la nariz cerradas.
• Controle los signos vitales, especialmente la respiración.
• Tranquilícelo.
• Si el hipo persiste, después de realizar estas maniobras, busque ayuda médica.

AGOTAMIENTO POR CALOR

El agotamiento por calor sucede cuando la temperatura del ambiente sube exageradamente, ya sea por fenómenos atmosféricos, veranos calurosos o calefacción de ambientes incontrolados.

Síntomas

Piel húmeda, calambres o espasmos musculares.
No hay alteración en la temperatura.

Actúe

- Lleve al niño a una habitación fresca y ventilada.
- Retírele la ropa y acuéstelo. Cúbralo con toallas húmedas y frías.
- Ventile la habitación con aire acondicionado, ventiladores o abriendo las ventanas.
- Si el niño está consciente, bríndele pequeños sorbos de agua salada (media cucharadita de sal disuelta en un vaso de agua), cada 10 minutos; por espacio de una hora.
- Mantenga el niño en reposo y ofrézcale, más adelante, bebidas heladas como té, leche u otros.

INSOLACIÓN

La insolación se produce por la exposición prolongada a los rayos del sol.

Síntomas

Temperatura corporal extremadamente alta, enrojecimiento y resequedad en la piel y no hay sudoración.

Actúe

- Coloque al niño en una bañera de agua fría. Sosténgale la cabeza con una mano y con la otra pase una esponja o toallita, frotando suavemente para reducir la temperatura corporal.
- Coloque al niño en un cuarto ventilado y acuéstelo. Cúbralo con toallas o sábanas húmedas frías.
- Cámbielas cuantas veces sea necesario hasta bajar la temperatura.
- Controle signos vitales, especialmente la temperatura, y anótela.
- Busque ayuda médica, si es necesario.

TRANSPORTE DE HERIDOS

Importante:

Si el niño está gravemente lesionado, llame a una ambulancia inmediatamente. No lo mueva, a menos que sea cuestión de vida o muerte y cuando sea imposible que llegue una ambulancia. Si usted lo transporta aplique los primeros auxilios tan pronto como sea posible.

Actúe

• Improvise una camilla con un pedazo de tabla, madera, puerta, mesa de planchar u otro objeto plano y firme.

• Movilice al niño en forma horizontal, ayudado por varias personas.

• Sosténgalo desde la cabeza y a todo lo largo de su columna vertebral. La persona que sostiene la cabeza debe dar la señal, para que en un solo movimiento se coloque al niño en posición lateral, sin levantarlo y así meter la camilla improvisada, debajo de él y luego colocarlo en el centro de ella, rodándolo cuidadosamente.

• Inmovilice su cabeza con un rollo de cobija, toalla o sábana.

• Sujételo con vendas, tiras de trapo, cinturones u otros.

• Improvise otra camilla con palos, escobas, cepillos u otros. Para transportar en la silla, actúe así: cargue sobre una silla.

• Sostenga al niño que está consciente cargándolo con sus brazos y sosteniéndose en su cuello.

• Coloque al niño tipo bombero o saco y haga una silla de manos.

TRANSPORTE DE HERIDOS

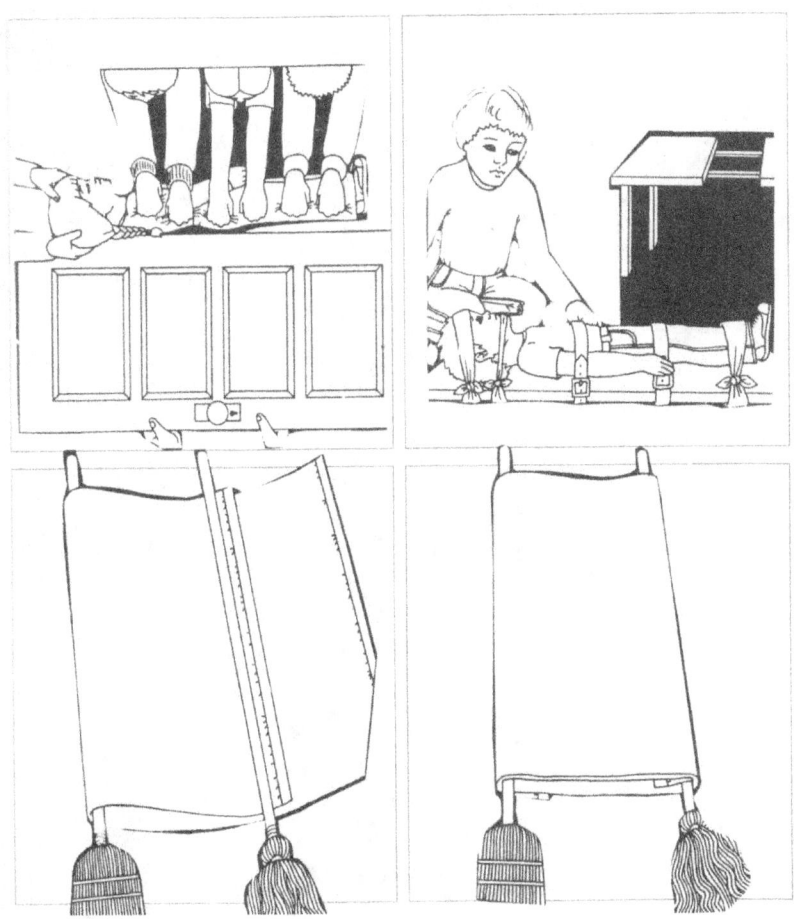

TRANSPORTE DE HERIDOS

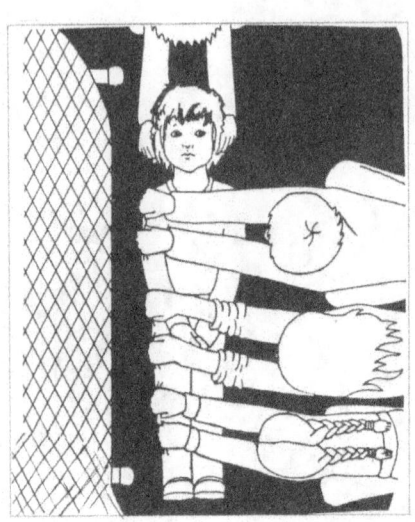
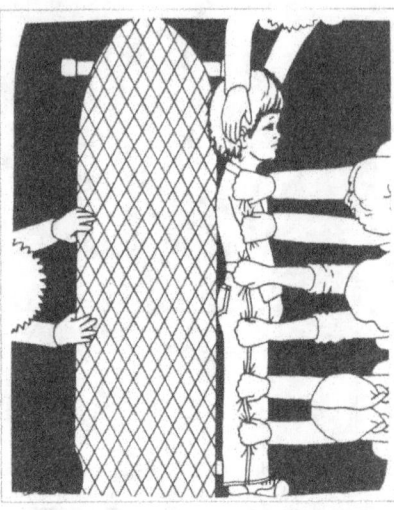
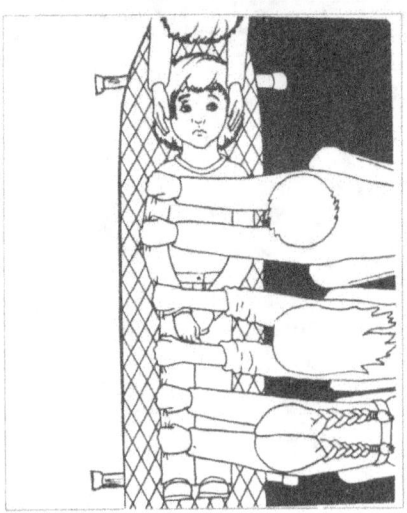
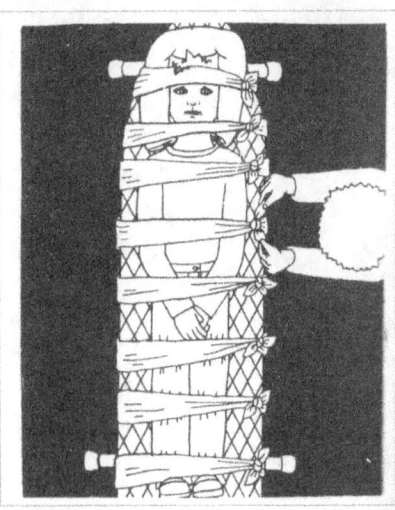

TRANSPORTE DE HERIDOS

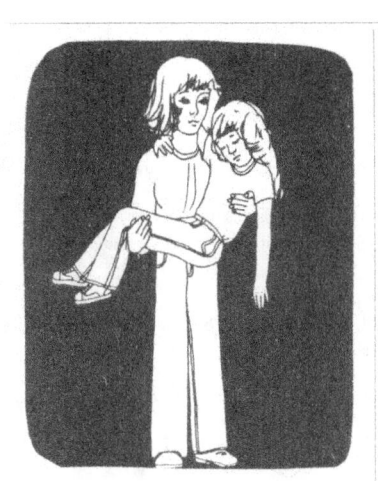
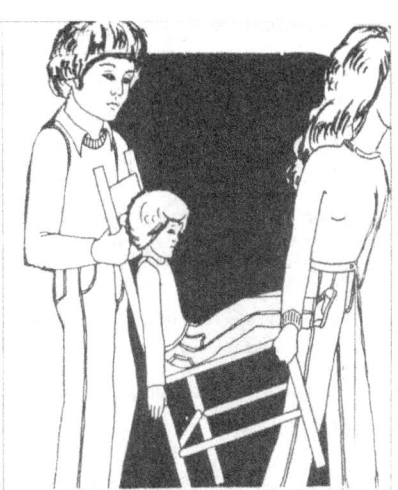
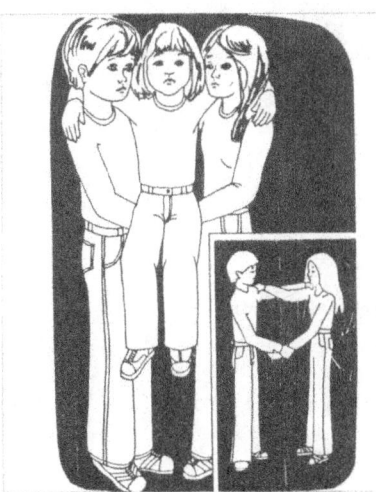
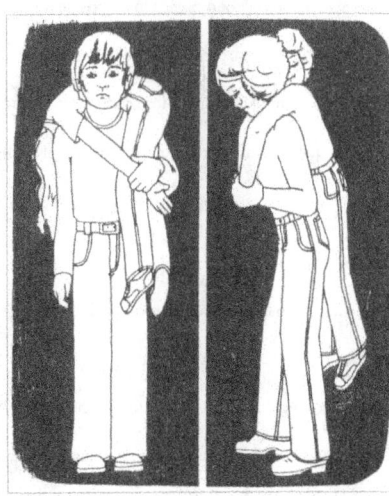

ENVENENAMIENTOS

Los envenenamientos son accidentes graves y frecuentes en los niños y ocurren por falta de educación y prevención de los adultos. Los envenenamientos pueden ser: por ingestión, inhalación y contactos con animales o plantas.

Normas preventivas
• Conozca y guarde la dirección y el teléfono del centro toxicológico más cercano a su residencia.

• Evite guardar sustancias tóxicas en envases de refrescos u otros empaques de alimentos.

• Mantenga los medicamentos o drogas en lugares especialmente destinados para ello y cerrados con llave.

• Guarde en un sitio seguro, o fuera del alcance de los niños, los productos de limpieza, belleza e insecticidas de uso casero, entre otros productos químicos.

• Lea las indicaciones de los medicamentos que usted va a administrar en un sitio bien iluminado, para evitar confusiones.

• Evite ingerir medicamentos delante de los niños.

• Mantenga en buenas condiciones los tubos de escapes de gases de sus vehículos.

• Conserve rigurosamente los alimentos. Tápelos, refrigérelos y deseche los descompuestos.

• Únicamente administre al niño los medicamentos indicados por el médico.

• Los niños que se han intoxicado voluntariamente deben ser controlados por el psiquiatra.

Atención primaria en intoxicaciones

Actúe
• Busque auxilio médico inmediato o llame al centro toxicológico más cercano.

• Abrigue al niño y conserve su temperatura.

• Si en niño esta inconsciente, no administre nada por la boca.

• No provoque el vómito si está convulsionando o está inconsciente.

• No administre purgantes si hay diarrea.

• Asegúrese si ha ingerido cualquier sustancia, buscando su envase y observe la cantidad que falta.

• Traiga con usted al hospital el envase, con el residuo de la sustancia ingerida o cualquier otra que pueda sospecharse.

• Asegúrese de la planta, animal o tóxico causante del accidente, para informar al médico.

• No espere a que los síntomas se manifiesten.

• En caso de intoxicaciones o envenenamientos comuníquese con el servicio de información de medicamentos y tóxicos más cercanos a su residencia.

Para provocar el vómito realice cualquiera de los siguientes procedimientos:
Introduzca una cucharilla hasta la garganta.
Suministre ½ taza de agua tibia bicarbonatada (letra B).
Suministre ½ vaso de agua con ½ cucharadita de mostaza.
Suministre ½ cucharada de jarabe de ipecacuana preparada al instante.

Para preparar agua bicarbonatada: Disuelva una cucharada de bicarbonato de sodio en cuatro vasos de agua tibia.

Para preparar purgante salino: disuelva 2 gramos de sal de Glouber o sal de Epson, sulfato de magnesio en ½ vaso de agua.
De 1 a 2 años de edad, 2 gramos.
De 2 a 6 años de edad, 2,5 gramos.
De 5 a 10 años de edad, 5 a 10 gramos.
De 10 a 14 años de edad, 15 gramos.

> **TENGA SIEMPRE A MANO
> LOS TELÉFONOS DE
> EMERGENCIA TOXICOLÓGICA
> MAS CERCANOS A SU LOCALIDAD**

ENVENENAMIENTOS
(POR INHALACIONES)

Este tipo de envenenamiento sucede por la inhalación de bióxido de carbono u otros gases tóxicos.

Síntomas:

Irritación de los ojos, nariz, garganta y pulmones. Tos persistente, dolor de cabeza, respiración superficial, náuseas, vértigos, convulsiones e inconsciencia.

Actúe

- Busque auxilio médico inmediato.
- Controle signos vitales, especialmente la respiración. Si es necesario, realice procedimientos de respiración artificial (página. 59 / 60).
- Retire al niño del sitio del envenenamiento y colóquelo al aire libre.
- Afloje sus ropas, realice procedimiento de estado de choque (página 64).
- Abríguelo para evitar enfriamientos y tranquilícelo.

ENVENENAMIENTOS (POR PLANTAS)
Contacto

El envenenamiento por plantas es producido por desconocer las partes de una planta que contienen veneno. Muchas plantas no presentan ninguna toxicidad, pero sorprende la variedad que sí la presentan. Es indispensable que los padres enseñen a sus hijos a comer sólo de lo que se está absolutamente seguro y debe indicarse el riesgo que corren al ingerir cualquier parte de una planta, aún las del jardín, por más bonitas que éstas parezcan. Planta tóxica o venenosa es aquella que en contacto con la piel o al ser ingerida tienes efectos nocivos –o es capaz de provocar la muerte- debido a los químicos que posee. El contacto de las plantas puede producir alergias severas, incidiendo en los signos vitales.

Síntomas:

Picazón, enrojecimiento de la piel. Escalofríos, dolor de cabeza, fiebre, ronchas y ampollas.

Actúe

- Busque auxilio médico, en caso de alergias severas.
- Controle signos vitales, especialmente la respiración.
- Si es necesario, realice procedimiento de respiración artificial (página 59 / 60).
- Identifique la planta con la cual tuvo contacto.
- Retire las ropas contaminadas o que tuvieron contacto con la planta.
- Lave cuidadosamente las áreas afectadas con agua abundante.
- Aplique loción de calamina para disminuir la picazón

ENVENENAMIENTOS (POR PLANTAS)
Ingestión

La ingestión de ciertas plantas puede producir envenenamiento.

Síntomas:
Digestivos como vómitos, náuseas y diarrea.

Actúe
- Llame al centro toxicológico más cercano a su residencia.
- Busque auxilio médico tan pronto como sea posible.
- Controle signos vitales, especialmente la respiración.
- Si es necesario, realice procedimiento de respiración artificial (página 59 / 60).
- No administre ningún tipo de bebidas al niño, si está inconsciente.
- Mientras usted se comunica con el centro toxicológico, provoque el vómito (página 109).
- Identifique la planta ingerida y determine la cantidad consumida y lleve parte de ella al hospital.

Algunas plantas venenosas:

Ave del paraíso: Su principio tóxico se encuentra en las vainas y semillas.
Síntomas: vértigo y somnolencia.

Árnica: Su principio tóxico está en las raíces y las flores.
Síntomas: Somnolencia, estado de coma y/o postración.

Begonia: Su principio tóxico está en las hojas de varios colores y en las raíces.
Síntomas: Quemaduras en la mucosa de la boca y la lengua. Inflamación o edema de la boca, lengua y garganta, que provoca dificultad respiratoria, náuseas, vómitos y diarrea.

Cicuta: Sus hojas pueden confundirse con las del perejil y sus semillas con las del anís. Su sabor es desagradable, amargo. Su principio tóxico se encuentra en sus semillas y raíces.
Síntomas: Vómito, diarrea, crisis de angustia, temblor, pulso débil, convulsiones, estado de coma y muerte, causada por un paro respiratorio.

Castaña de indias: Su principio tóxico está en las flores, semillas y nueces.
Síntomas: Inflamación de las mucosas, depresión, debilidad muscular y parálisis.

Dedalera o Digitalis purpurea: Su principio tóxico está en las semillas, hojas y flores. Actúa como estimulante del corazón.
Síntomas: Náuseas, vómito, diarrea, dolor de estómago, dolor de cabeza intenso, pulso

irregular, temblores, convulsiones y muerte.

Estramonio datura o chamico: Su principio tóxico está en las hojas y semillas que contienen alcaloides como la atropina y la escopolamina.
Síntomas: Mucosas de la boca secas, sed, pupilas dilatadas, enrojecimiento de la piel, dolor de cabeza, alucinaciones, pulso rápido, delirio, convulsiones, estado de coma y muerte.

Flor de campana: Tiene diferentes nombres, como sobra de la noche, bouquet de novia, flor de baile o reina de la noche, entre otros. Su principio tóxico se encuentra en la raíz, el tallo, hojas y flores, en base de varios alcaloides como la datura, escopolamina o atropina. **Síntomas**: Náuseas, vómito, mucosas y lengua seca, adormecimiento.

Fortuna: Se conoce como centenario y picatón. No debe ser utilizada como planta decorativa. El tóxico es el oxalato de calcio y se encuentra en la raíz, tallo, hojas y flores. Es muy venenosa.
Síntomas: Dolor abdominal, cólicos, inflamación de los labios, lengua, faringe y cuerdas vocales. Dificultad para hablar.

Hongos: Los hongos son organismos pequeños sin clorofila ni raíces verdaderas, ni tallos ni hojas. Su cuerpo está formado por un sistema de agrupaciones celulares. Hay muchas especies; algunas son comestibles y otros son tóxicos.
Síntomas: Intensificación de los sentidos, sentimientos de culpa, alucinaciones, vértigo, malestar digestivo, vómito, disminución de la coordinación psicomotora, pánico, miedo y depresión.

Jabillo o Ceiba: Su principio tóxico se encuentra en todas las partes del árbol, se basa en sustancias como la saponina y fitotoxinas. Las semillas son las que son más ingeridas. **Síntomas**: Fuertes dolores estomacales, vómito, diarrea, debilidad y disminución de la frecuencia respiratoria.

Ñongue: Conocido también como pepinillo o bola de gato. El principio tóxico de esta planta se encuentra en las hojas y frutos. Está representado por alcaloides como la belladona y la atropina. Es utilizado como un medicamento casero y como elemento para drogarse. Su flor es de color blanco y morado y son muy atractivas.
Síntomas: Sequedad de las mucosas, pupilas dilatadas, excitación, desorientación, delirio, alucinaciones visuales y auditivas, crisis de terror, estado eufórico y piel caliente.

Pata de ratón y/o mata ratón: Suele ser utilizado, en el campo, para hacer cercas o marcar linderos en los potreros. Sus flores son de un bello color rosa tenue. Su principio tóxico está en el tallo, hojas y semillas. Contiene robina.

Síntomas: Vómito, diarrea, pulso débil, dilatación de la pupila, enfriamiento y depresión.

Piñón: Conocida vulgarmente como "Piñol", tiene su principio tóxico en las semillas, que son de un sabor muy agradable.
Síntomas: Vómito, diarrea, dolor abdominal, malestar general, dificultad respiratoria, colapso, estado de coma y muerte.

Ruibardo: Su principio tóxico se encuentra en el ácido oxálico, presente en sus hojas. **Síntomas:** Náuseas, vómito y dolor abdominal.

Tártago o higuerilla: Con su semilla se produce el aceite de ricino o castor. Su principio tóxico está en la ricina. Si se ingieren más de tres semillas es mortal.
Síntomas: Vómito, diarrea y dolor abdominal intenso.

Yuca amarga: Conocida además como naiboa, mamusa, mandioca o tentu, el principio tóxico de esta planta, representado por el ácido cianídrico, está contenido en todas sus partes. Es altamente tóxico.
Síntomas: Náuseas, vómitos, dolor abdominal, convulsiones, asfixia, alteración del ritmo cardiaco y muerte.

INTOXICACIONES POR PICADURAS Y MORDEDURAS

Las picaduras y mordeduras de animales son muy frecuentes en nuestro medio, produciendo diferentes tipos de accidentes. Citaremos algunos de estos contratiempos como picaduras de insectos, avispas, abejas, niguas, mosquitos, hormigas, cigarrones o arácnidos como las arañas, garrapatas y escorpiones.

Picaduras de animales de mar tales como los caracoles, medusas (aguamalas), rayas, erizos de mar y corales. En la última clasificación mencionaremos las mordeduras de serpiente u ofidios, perros y otros.

Síntomas:
Los síntomas más comunes son: enrojecimiento e irritación de la piel, picazón, hinchazón, hemorragias, efectos neuro tóxicos (como dificultad para hablar y visión borrosa), quemaduras, verdugones, dolor agudo, sudoración profusa u otros.

La prevención de estos accidentes consiste en:
- Saneamiento ambiental.
- Uso de ropas, calzados y colores, apropiados para cada caso.
- Uso de repelentes contra insectos.
- Información sanitaria sobre zonas infestadas, para prevenir con vacunas.
- Evitar el uso de perfumes, lociones, aromas, esencias fuertes; alimentos que atraigan animales o insectos, cuando estamos en áreas de campamentos, montaña, playas u otros.

Actúe
- Si la mordedura ha penetrado en la piel.
- Busque, de inmediato, ayuda médica.
- Trate de ubicar al animal para su observación y examen posterior.
- Realice procedimiento de hemorragia, si es necesario (pág. 70).
- Lave la herida con jabón y abundante agua.
- Aplique una gasa estéril, un pañuelo o un trapo limpio y sujételo con

PICADURAS DE INSECTOS

Actúe

Busque auxilio médico inmediato en picaduras de arañas negras, marrones, tarántulas, escorpiones y particularmente cuando el niño presente fiebre, asma o reacciones alérgicas.
Controle signos vitales.
Realice procedimiento de estado de choque, si es necesario (página 64).

A continuación encontrará los nombres de los animales que peden causar una picadura, su sintomatología y la atención primaria que se puede realizar.

Chinches:
Síntomas: irritación en la piel, verdugones e hinchazón.
Actúe: Lave totalmente la piel afectada con agua y jabón y luego seque el área afectada.

Avispas, avispones y cigarrones:
Síntomas: Dolor, hinchazón local, quemaduras y picazón. Las reacciones alérgicas pueden causar náuseas, estado de choque, inconsciencia e hinchazón severa.
Actúe: Busque ayuda médica si el niño presenta reacciones alérgicas, hay una herida o hinchazón severa en cualquier parte del cuerpo. Controle signos vitales, si es necesario realice procedimiento de estado de choque (página 64). Y respiración artificial (página 59 / 60). Lave con agua la parte de la piel afectada. Remueva el aguijón suavemente con el borde romo de un cuchillo y sin comprimir la piel (no utilice pinzas ni presión).

Araña negra:
Síntomas: Dolor agudo, sudoración profusa, calambres musculares, dificultad respiratoria y náuseas.
Actúe: Busque ayuda médica. Controle signos vitales, especialmente respiración. Si esta cesa, realice el procedimiento de respiración artificial (página 59). Mantenga al niño en reposo; coloque la parte afectada más abajo del nivel del corazón. Aplique una venda constrictiva de dos a cuatro centímetros por encima de la picadura; no la ponga muy apretada, cerciórese de ello deslizando un dedo por entre la venda. Aplique compresas frías con un pañuelo o trapo limpio. Retire la venda después de 30 minutos (ver precauciones procedimiento de torniquete página 68).

Araña marrón:
Síntomas: La picadura de esta araña puede pasar desapercibida, sólo que horas más tarde puede producir dolor severo, inflamación y aparición de ampollas.
Actúe: Busque ayuda médica. Controle signos vitales; mantenga la niño en reposo. Coloque la parte afectada más abajo del nivel del corazón. Aplique una venta como en el procedimiento anterior.

Nigua y mosquitos:
Síntomas: Dolor local, picazón, irritación y pequeñas ronchas rojas.
Actúe: Lave con agua a presión; aplique jabón, enjuague y seque la piel afectada. Aplique compresas frías. Frote ligeramente la piel con loción de calamina.

Alacrán o escorpión:
Síntomas: Extremo dolor en el sitio de la picadura, hinchazón o edema, fiebre, náuseas, dolor de estómago, dificultad para hablar, convulsiones y estado de coma.
Actúe: Busque ayuda médica inmediata. Controle signos vitales, especialmente respiración; si esta cesa realice respiración artificial (página 59). Mantenga al niño en reposo y evite que realice movimientos innecesarios. Coloque la parte afectada más abajo del nivel del corazón. Aplique una venda constrictiva de dos o cuatro centímetros por encima de la picadura. Aplique compresas frías y trasládelo al hospital o centro asistencial más cercano. Retire la venda cada 30 minutos (ver precauciones procedimiento de torniquete página 68).

Tarántula:
Síntomas: Los síntomas pueden variar, dependiendo de la profundidad del pinchazo y de la herida provocada. Espasmos de garganta, temblores, dolor de cabeza, sudoración y alteraciones respiratorias.
Actúe: Busque ayuda médica inmediata. Controle signos vitales, realice respiración artificial si es necesario (página 59). Lave la herida con agua y jabón, cúbrala suavemente con una gasa

estéril, pañuelo o trapo limpio. Aplique compresas frías y traslade al un hospital o centro asistencial.

Garrapatas:
Síntomas: Dolor local, picazón, irritación, pequeñas ronchas, que pueden ser visibles en la piel como manchas oscuras.
Actúe: No trate de sacar las garrapatas de la piel del niño. Aplique aceite en el área en la que se encuentran. Después de 30 minutos remuévalas cuidadosamente con una pinza. Lave con agua y jabón. Aplique compresas frías con una gasa, pañuelo o trapo limpio.

Hormigas:
Síntomas: Dolor, ardor, enrojecimiento de la piel y, en algunos casos, hinchazón o edema.
Actúe: Retire, rápidamente, las hormigas del niño con un pañuelo o un trapo. Lave con agua y jabón la zona afectada. No trate de sacar el aguijón. Aplique compresas frías con una gasa, pañuelo o trapo limpio.

MORDEDURAS Y PICADURAS DE ANIMALES DEL MAR

Los animales de mar que producen picaduras en nuestro medio son, entre otros: caracoles, medusas o agua malas, erizo de mar, corales y mayas. En casos severos:

Actúe:
Busque auxilio médico inmediato.
Controle signos vitales, rigurosamente la respiración. Si es necesario, realice el procedimiento de respiración artificial (página 59). Y de estado de choque (página 64).

Caracoles de mar:
Síntomas: Varían desde una leve picazón, hasta un dolor agudo, entumecimiento, hormigueo, dificultad para tragar, opresión en el pecho, parálisis parcial, visión borrosa y colapso.
Actúe:
Busque ayuda médica de inmediato.
Controle signos vitales.
Aplique una venda constrictiva 2 o 4 centímetros por encima de la herida. No apriete demasiado, compruébelo deslizando un dedo por entre la venda.
Humedezca una compresa, pañuelo o trapo limpio en agua caliente, aplíquelo por 30 minutos y remueva la venda.

Medusa o aguamala:
Síntomas: Dolor tipo quemadura, sarpullido, hinchazón, dificultad respiratoria, calambres, náuseas, vómitos y colapso.
Actúe:
Busque ayuda médica, si los síntomas son agudos.
Controle signos vitales.
Retire, suavemente, los tentáculos con un trapo.
Limpie el área afectada con una solución con ablandador de carnes.
Aplique compresas frías con gasa o trapo limpio.

Corales:
Síntomas: Dolor, tipo quemaduras, y picazón.
Actué:
Lave, minuciosamente, el área afectada con agua y jabón.
Aplique compresas frías con gasa, pañuelo o trapo limpio.

Raya:
Síntomas: Dolor tipo punzadas, inflamación, palidez, náuseas, vómitos, espasmos musculares, dificultad respiratoria y convulsiones.
Actúe:
Busque auxilio médico inmediato.
Controle signos vitales.
Retire, cuidadosamente, el aguijón; si es posible.
Lave rigurosamente con agua y jabón.
Controle la hemorragia (página 66).
Aplique una venda constrictiva, 2 a 4 centímetros por encima de la herida y aflójela cada 30 minutos.
Trasládelo al hospital.

Erizo de mar
Síntomas: Dolor, vértigos, calambres musculares y parálisis.
Actúe:
Lave la piel afectada con agua y jabón.
Coloque una venda constrictiva 2 o 4 centímetros por encima de la herida.
No apriete demasiado, compruébelo deslizando su dedo por entre la venda.
Humedezca una compresa, un pañuelo o un trapo limpio con agua caliente aplíquela sobre la piel afectada por 30 minutos y remueva la venda.

MORDEDURAS DE SERPIENTES U ORIFICIOS

Existen varias especies venenosas de serpientes u ofidios, entre estas pueden citarse las siguientes:

Bothrops (Mapanare): Posee colores normalmente mate, se encuentra en todas las regiones de Venezuela, aunque normalmente se desarrolla en zonas montañosas. Es agresiva y peligrosa.

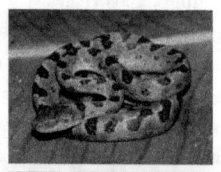

Crotalus (Cascabel): Serpiente noble que avisa antes del ataque con un sonoro cascabel o maraca que posee en la punta de la cola.

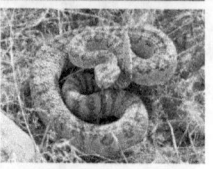

Lachesis Muta Muta (Cuaima piña): De color naranja y negro, el aspecto de su piel es áspera como el de una piña. Es la serpiente venenosa más grande del mundo.

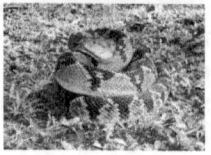

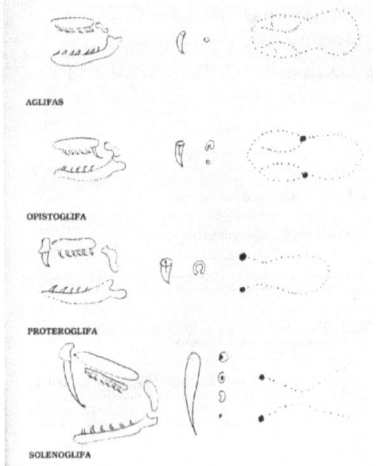

Para identificar rápidamente a una culebra venenosa podemos tener en cuenta las siguientes características: Son opacas en la cabeza y el dorso. Las escamas de la cabeza son pequeñas. Tienen hábitos nocturnos y terrestres.

Sistema dentario, colmillos y huellas de las serpientes

MORDEDURAS DE PERROS – GATOS ROEDORES Y OTROS ANIMALES

Las mordeduras de perros, gatos y roedores son de alto riego para los humanos, ya que pueden transmitir enfermedades como la rabia y la toxoplasmosis. La rabia transmitida por mordeduras de animales contagiados es mortal para el ser humano y no existe, aún, tratamiento específico, excepto la vacuna antirrábica aplicada en las mascotas. Quien tenga alguno de estos animales debe vacunarlo periódicamente, cuidarlo y mantenerlo en control, a fin de que no constituya un peligro para los demás. La rabia se propaga, de un animal a otro, a través de la mordedura.

Síntomas:

• Dolor agudo, desgarramiento de la piel, hemorragia en algunos casos.

• Si hay hemorragia contrólela (página 66). Lave la herida con agua y jabón, desinféctela y cúbrala con una compresa, gasa o un pañuelo limpio.

• Lleve al niño al hospital o centro asistencia con su respectiva historia médica.

• Informe a la Unidad Sanitaria, dirección de Zoonosis para el registro de datos y seguimiento del animal atacante.

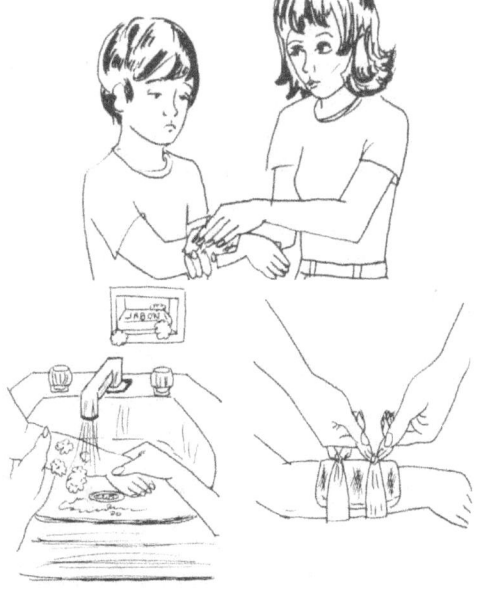

LAS DROGAS

Las drogas son fármacos o sustancias que tienen acción sobre l sistema nervioso central del ser humano. Es decir, producen efectos en los centros del cerebro, provocando alteraciones tanto físicas como mentales.

En el ambiente convulsionado actual, el ser humano utiliza los fármacos como apoyo a sus problemas y es por esto que hoy por hoy se marca acentuadamente en los adolescentes de ambos sexos y también en los niños como los más afectados por el consumo de los fármacos que llenan, como en años anteriores, costumbres sociales o medio de evasión de alivio de presiones internas o externas.

No es garantía de inocuidad el hecho de que el consumo de estas sustancias reciba la aprobación y promoción de la sociedad. Por ejemplo, el alcohol y el tabaco, con altos índices de morbi-mortalidad, de los cuales somos responsables.

La farmacodependecia es en sí una enfermedad que revela al mismo tiempo desajustes de orden social, es un trastorno personal, una señal que pone de presente la falta de coordinación en la interacción dinámica de la persona y de la comunidad en la cual convive. El Yo del enfermo es transferido a la droga, sin que en este mecanismo importe el elemento químico en sí. A continuación identificamos las drogas mas usadas en nuestro medio, indicamos sus síntomas, efectos y la acción primaria que podemos realizar.

Clasificación básica de las drogas
Citaremos: Narcóticos, barbitúricos, alcohol, marihuana, mezcalina, hipnóticos e inhalantes.

La clasificación básica de las drogas comprende tres grandes grupos, de acuerdo a los efectos que producen sobre el sistema nervioso central.

- Depresores del sistema nervioso central.
- Estimulantes del sistema nervioso central.
- Psico-somáticas, drogas capaces de producir estados psicóticos (locura).

>   a) Dentro de las depresoras tenemos al alcohol, morfina, heroína, barbitúricos, sedantes, narcóticos e hipnóticos.
>   b) Entre los estimulantes señalamos: las anfetaminas, cocaína, café, té, bebidas a base de colas.

Narcóticos

Son estupefacientes soporíferos que producen sueño y analgesia, es decir, calman el dolor. Entre las más comunes están la morfina, codeína, oximorfina, hidromorfina y la heroína. La morfina sigue siendo el analgésico narcótico más importante, alivia el dolor y produce euforia o alegría.

Síntomas:
Pupilas pequeñas, estreñimiento, piel seca y escasa secreción salival.
En ambos sexos hay pérdida de la libido, es decir, inapetencia sexual.
Sueño profundo y analgesia.

Codeína

Es un antitusígeno o jarabe que sirve para quitar la tos y como analgésico de gran importancia, provoca tolerancia y adicción. Presenta la misma sintomatología que la morfina.

Heroína

Es un fármaco de gran potencia analgésica, es decir: quita el dolor. Es euforizante, produce un estado de alegría y es esa sensación la que la hace popular entre algunos adictos. Se administra por vía intravenosa para obtener una peculiar situación de orgía.

Cocaína

Es una droga estimulante que produce un poderos efecto en los centros cerebrales. Se emplea principalmente como anestésico local y excitante psíquico. Por lo general la cocaína se consume a través de la aplicación intranasal.

La aspiración rápida de esta sustancia produce una excitación eufórica o de alegría, y muchas veces de proporciones de orgía o la sensación de una enorme capacidad mental y física que puede hacer que el consumidor sobrevalore sus posibilidades, con frecuencia despierta un fuerte deseo sexual y en ocasiones esta droga se usa, deliberadamente, con este fin.

La toxicidad aguda, debido a la absorción intranasal de la cocaína se caracteriza por agitación, mareos, visión borrosa y temblores. Con su uso prolongado pueden aparecer arritmias cardiacas, convulsiones y paros respiratorios.

Los síntomas de toxicidad de la cocaína incluyen alucinaciones visuales, auditivas, táctiles e ilusiones paranoides o locura.

Las ilusiones paranoides o locura pueden tener carácter compulsivo y conducir a delitos y crímenes. Los trastornos fisiológicos provocados por este estimulante, en dosis altas, incluyen aumento de la temperatura (pirexia), pupilas dilatadas, taquicardia, respiración irregular, dolor abdominal, vómitos y crisis convulsivas. La cocaína que se compre en la calle puede estar muchas veces adulterada con diversas sustancias como anfetaminas o reductoras del apetito, procaína y lactosa.

El alto precio de la cocaína pura ha favorecido la aparición de sustitutos que contiene cafeína, efedrina, nicotina y mentol, como es el bazuco, el crack y otros.

Barbitúricos

Los barbitúricos (Fenobarbital, Pentobarbital, Amobarbital y/o Seco barbital), en dosis ordinarias, producen sedación sin analgesia, es decir no quitan el dolor. Producen los siguientes síntomas: Disminución de la agudeza mental, lentitud al hablar y labilidad emocional o exteriorización de situaciones emocionales.

Los síntomas por sobredosis son: parpadeo compulsivo, dificultad para deambular o caminar, vértigo y depresión respiratoria. Ataxia o dificultad para hablar. El síndrome de abstinencia, es decir cuando no se consume, es uno de los más peligrosos que puede cuasar un fármaco; tales como debilidad, inquietud, temblor, insomnio, calambres abdominales y vómito.

Alcohol

El alcohol es una sustancia altamente adictiva y, con frecuencia, se olvida que el alcoholismo es la forma más grave de abuso de drogas en el mundo occidental. Cuando se ingieren regularmente grandes cantidades de alcohol, se desarrolla una dependencia física importante y una moderada tolerancia.

El alcohol es un depresor primario y continuo del sistema nervioso central, incluso en pequeñas cantidades disminuye la agudeza mental y afecta la coordinación motora. La supresión brusca del alcohol produce síndrome de abstinencia con delirium tremens, es decir delirio. Los efectos que produce el alcohol incluyen: mareos, vértigos, pronunciación de palabras entrecortadas, somnolencia, vómitos, falta de coordinación, desinhibición, deterioro del juicio crítico, reacciones de agresividad, pérdida de la consciencia. El uso habitual del alcohol puede dañar el cerebro, él hígado, el sistema nervioso y el corazón.

Marihuana (Cannabis – Sativa – Hashish)

Esta sustancia se extrae de la planta de origen indio Cannabis sativa. La marihuana produce un estado de euforia o alegría y somnolencia, con sensaciones de distanciamiento, jovialidad, alegría y despreocupación por asuntos simples y familiares.

Cuando se consume en compañía de otros, el usuario se muestra locuaz y con tendencia a la risa. Hay una constante distorsión perceptual de espacio y de tiempo; puede suceder que se calculen de forma errónea distancias y parece que las cosas suceden con gran lentitud o muy rápidamente. Son frecuentes los fenómenos de disociación como la amnesia o el olvido parcial o la sensación de observar los sucesos desde fuera de uno mismo; la líbido o el deseo sexual se ve afectado en

forma variable, puesto que puede aumentar o disminuir.
El consumo regular de marihuana puede conducir a una intensa sensación de apatía, es decir: "Ya no me importa nada". Este fenómeno es especialmente perjudicial para la maduración psicológica de los adolescentes.

El abuso crónico de la marihuana puede afectar la inmunidad celular, haciendo a la persona más susceptible a la infección viríca y micótica, así como al cáncer. La marihuana conduce a otras drogas y muchos adictos prueban primero con ella y luego usan las más potentes. Aparte de los síntomas ya mencionados, encontramos también la presencia de miedos, paranoia, temblores, boca seca, taquicardia, aumento de la frecuencia urinaria y molestia precordial o en el pecho. La duración del efecto de esta droga en el organismo es de unos 30 minutos o algunas horas.

Anfetaminas (Bencedrina – Preludin – Desoxym)
Las anfetaminas son estimulantes directos del sistema nervios central, son reductoras del apetito. En dosis ordinarias producen euforia o alegría con sensación de bienestar y aumento de la agudeza mental, hasta que aparece la fatiga por falta de sueño, nerviosismo con insomnio y anorexia o falta de apetito.

El abuso de las anfetaminas traen consigo alucinaciones visuales y auditivas, delirios paranoides o criminales. Sus efectos fisiológicos, a dosis altas, incluyen aumento del tamaño de las pupilas, incremento de la presión arterial, insomnio, malnutrición y pérdida de peso brusca.

L.S.D. (Ácido lisérgico – Dietilamida)
La naturaleza del "Viaje" inducido por esta sustancia no es predecible, aunque está influido, en cierto grado, por el estado mental, el humor y los deseos del usuario cuando toma la droga, cuyo efectos propician sentimientos estimulantes de experiencias extrañas y nuevas, alucinaciones variables y de colores vivos, recuerdos, sensación de libertad, los colores cobran vida y pueden hacerse destellantes. Sensación de asombro ante la belleza repentina de cosas comunes. Son frecuentes también las reacciones desagradables como confusión, pánico intenso o recuerdos de experiencias traumáticas anteriores. Los efectos fisiológicos del L.S.D. son muy pocos, pero figuran pupilas dilatadas, falta de coordinación muscular e incluso convulsiones.

Mescalina: Esta sustancia se prepara en forma de pastelitos, tabletas o polvo. El polvo es soluble en agua y se puede administrar por vía oral. Los indígenas del norte de México lo utilizan durante sus ceremonias. La mescalina proporciona efectos similares a las del L.S.D. pero menos potente. Produce alucinaciones vívidas, llenas de color. Las reacciones psicóticas son menores que con el L.S.D. La mescalina produce náuseas, ansiedad, dolor de cabeza y trastornos en el ritmo respiratorio.

Hipnóticos (Mandrax – Valium – Librium)
Son fármacos que se utilizan para favorecer el sueño. Por sus propiedades son conocidos como

son conocidos como sedantes e hipnóticos. Actualmente los hipnóticos utilizados con más frecuencia son las Benzodiacepinas (Diazepan). Son sustancias que producen depresión en el sistema nervioso central y del centro de respiratorio dependiendo de la dosis ingerida.

Inhalantes

Los inhalantes son gases y sustancias orgánicas muy volátiles. Esta clase de sustancias atrae a los adolescentes. No es extraño oír hablar a escolares que han realizado experiencias peligrosas con inhalantes durante semanas o meses antes de ser descubiertos.

Entre los inhalantes populares se incluyen la goma para aeromodelismo, los cementos plásticos, la gasolina, los líquidos para encendedores, los disolventes de pintura, lacas, los quitamanchas y removedores de esmalte para uñas.

Estas sustancias de uso doméstico contienen diversos hidrocarburos aromáticos volátiles, incluyendo entre otros: benceno, tolueno, xileno, cloroformo, acetona, alcohol etílico y alcohol isopropílico. Algunos de estos compuestos tienen propiedades depresoras del sistema nervioso central y en concentraciones altas pueden producir anestesia y muerte.
La inhalación de gasolina ha dado a lugar a intoxicaciones por plomo.
La inhalación de pegantes ha producido anemia aplásica fatal (destrucción de los glóbulos rojos).
La muerte repentina por inhalación constituye un nuevo fenómeno asociado con el abuso de inhalantes.
Un joven que inhala profundamente algún hidrocarburo volátil y siente deseos de correr, puede caer muerto.

Tabaco, café, té y colas

Son sustancias orgánicas de uso diario, que pueden producir alteraciones en el sistema nervioso central. Su abuso conlleva a situaciones anormales en la ingestión diaria de alimentos y nutrientes, es decir ocasiona desequilibrios digestivos y nerviosos.

Actúe:

Cuando hay sobredosis o algún efecto alterante con la ingestión de alguna de estas drogas mencionadas:
• Busque atención médica inmediata.
• Controle signos vitales. Estrictamente respiración. Si el niño tiene dificultad respiratoria, realice respiración artificial (página 60).
• Si está en estado de choque realice procedimiento para estado de choque (página 64).
• Guarde la calma y permanezca con el niño. Evite entrar en pánico.
• No lo regañe ni lo atemorice.

- Obsérvelo constantemente.
- En caso de drogadicción solicite ayuda a un psicólogo, médico psiquiatra, terapista de grupo familiar u otros profesionales.

Síntomas sospechosas de consumo de drogas:
- Cambios de conducta y carácter sin causa aparente. Ejemplo: Risas incontroladas, agresividad, estados de euforia o alegría.
- Abandono de los estudios y trabajo sin razón lógica.
- Amigos extraños y salidas frecuentes en la noche, presentando al regreso una conducta agresiva o marcha tambaleante.
- Uso frecuente de lentes oscuros y colirio para los ojos en forma no usual.
- Hambre de dulces.
- Desaparición de objetos de valor y/o dinero de la casa.
- Uso frecuente de piezas de vestir con mangas largas, que pueden ser para ocultar los pinchazos o marcas de las inyecciones.
- Pupilas dilatadas.
- Ojos enrojecidos.
- Abandono de su apariencia personal.
- Bajo rendimiento escolar.
- Falta de apetito.
- Posesión de fármacos legales o no, sin justificación médica.

Tratamiento en caso de sobredosis
- **Llame al Centro Toxicológico de su localidad**
- **Busque ayuda médica inmediata**
- **Controle signos vitales**

SIDA

El Sida es uno de los problemas de salud pública más graves que existe, hoy por hoy, para la humanidad, y es por ello que todos, sin importar quiénes somos, entendamos esta enfermedad.

En la actualidad no hay drogas o medicamentos antivirales disponibles que se hayan probado para curar el Sida. Este mal no es exclusivo de los homosexuales, puede aparecer en personas heterosexuales; es una enfermedad que no distingue género, edad, raza, estatus social o ubicación geográfica.

Conocido como el Síndrome de Inmunodeficiencia Adquirida, es causado por un virus que ataca el sistema de defensas del organismo, el cual generalmente rechaza las enfermedades e infecciones.

El Sida puede vivir en el cuerpo humano por años antes de que aparezcan síntomas, la mayoría de las personas que portadoras de este virus no tiene síntomas y se sienten bien. Algunos presentan señales como cansancio, aumento de la temperatura corporal, pérdida de apetito y peso, diarrea, sudores nocturnos, glándulas hinchadas (nódulos linfáticos) generalmente en cuello, axilas e ingle.

El virus del Sida está presente en la sangre, en el semen y en el fluido vaginal. Se puede tener alto riesgo de infección con este mal por:
• Compartir jeringas o agujas para administrarse drogas con alguien que esté infectado.
•Tener relaciones sexuales, sin la protección de un método anticonceptivo de barrera (condón), con alguien que usted no conoce o con alguien que usted sabe es promiscuo.

Precauciones generales contra el Sida:

Recomendamos a los padres educar a los niños sobre el riesgo de contagio por el virus del Sida (VIH).
• Mantenga relaciones sexuales con parejas fijas.
• Reduzca el riesgo de contagio mediante el uso de condón o preservativo.
• Practique normas de higiene personal antes y después de la relación sexual o coito.
• Utilice sus propios implementos de higiene personal tales como cepillos de dientes, hojillas de afeitar, agujas, jeringas y otros.
• Exija a sus peluqueros, manicuristas, pedicuristas, barberos y otros empleados de salones de belleza que esterilicen correctamente sus instrumentos antes de atenderle a usted.

- Lávese las manos, de forma inmediata y concienzudamente, si usted ha tenido contacto con sangre.
- Si usted efectúa respiración boca a boca, limpie muy bien la boca del accidentado de secreciones sanguinolentas y protéjala con una gasa o trapo limpio.
- Utilice bolsas de resucitación y otros aparatos de ventilación.

Recomendaciones generales para prevenir el Sida:

- Evite el contagio a través del contacto sexual con múltiples personas.
- Protéjase del contacto del flujo del cuerpo como sangre, semen, orina, saliva, secreciones vaginales de personas infectadas con el virus VIH.
- Evite prácticas que puedan dañar o romper los tejidos o mucosas corporales como la anal, oral y genital.
- Evite el intercambio de agujas y jeringas. Hable con su médico de confianza si usted percibe o siente alguno de los síntomas ya mencionados.

BIBLIOGRAFÍA

• Arena, Jay M. *Advances in the treatment of poisonning*. Harper Publish, Springfield Illinois USA ,1967.

• Barahona, Abel / Barahona, Francisco. *Metodología del trabajo científico*. 2da edición. Editorial Ipler, Bogotá Colombia, 1979.

• Benson, Ralph. *Manual de ginecología y obstetricia*. Traducido al español por Reyes,
• Francisco. Editorial El Manual Moderno S.A. México, 1966.

• Blaud, John. *Metabolismo del agua y los electrolitos en clínica*. Editorial Interamericana S.A. México, 1985.

• Bloom, Arnold. *Medicine for nurses*, 10ª edición. Longman Group Limited. London, 1973.

• Buitrago de Vanegas, María Luisa y otros. *Principios científicos aplicados a las actividades básicas de enfermería*. Fondo Editorial Cooperativo CIE. U.N. Bogotá, 1983.

• Carmona, Gladys. *Intoxicaciones en Pediatría*. Valencia, Venezuela, 1976.

• Castro, Peñalver. *Pediatría Social*. Vadell Hermanos Editores. Valencia, Venezuela, 1980.

• Carbonell, Bosch. *Diccionario Enciclopédico Larousse*. Editorial Planeta S.A. España, 1982.

• Díaz Ruiz, Magdalena. *Manual de Prácticas y Procedimientos de Enfermería*. Servicio
• Nacional de Salud de Colombia, Risaralda, 1968.

• Dugas, Beverly. *Tratado de Enfermería Práctica*. Traducido al español por Antonio Garst. Editorial Latinoamericana S.A.. México, 1978.

• Dumas, George. *Nuevo Tratado de Psicología*. Traducido por Rozzano Guillen, Clotilde. Editorial Kapelusz. Buenos Aires, 1960.

• Duncombe, Margaret. *Pediatric Nursing The Nuers's Aids Series*. Made and printed in Great Bretain by Clowes and Sons. London, 1972

• Dreisback, Robert H. *Manual de Toxicología Clínica, Prevención Diagnóstico y Tratamiento*. Editorial El Manual Moderno S.A.. México, 1986.

• Folch, Alberto P. *Diccionario Microbiológico*. University, México, 1980.

• Dreisback, Robert H. *Manual de Toxicología Clinica, prevención, diagnostico y tratamiento*. Editorial El Manual Moderno S.A. México, 1986.

• Folch Stewart, Anatomía. Traducción de Caldera César. Editorial Programas Educativos S.A. México, 1979.

- Francone Jacob. *Anatomía y fisiología humana*. Nueva Editorial Interamericano, 1976.
- Fichter Joseph, *Sociología*. Barcelona, españa 9ª. Edición 1974.
- Fuerst Eleanor V y Wolf Luveme. *Principios Fundamentales de enfermería*. Traducido por Torres Esperanza.
- La Prensa Mexicana. México 1958. Gómez G. Chinchilla R. *Enfermería Neurológica Médica y Quirúrgica*. Fundación Instituto Neurológico de Colombia. Bogotá. 1984.
- Guyton, Arthur C. *Fisiología y Fisiopatología Básica*. Primera edición. Nueva Editorial Interamericana. México 1972.
- Guyton, Arthur C. Tratado de Fisiología Médica, 3ra edición. Editorial Interamericana S.A. México 1969.
- Hamilton, Persis Mary. Asistencia Materno – Infantil de Enfermería. Traducido por Blengio Pinto José Rafael. Editorial Interamericana S.A. México 1970.
- Hunghton, M Whittow M. *Manual de enfermería y Medicina General*. Capeluz, 1977.
- Kaumann, Harry. *Psicología social*. Traducido al español por José C. Pecina. Nueva Editorial Interamericana S.A . México, 1977.
- King, Eunice M. Traducido al español por Antonio Garst. Nueva Editorial Interamericana S.A. México. 1977.
- Kron, Thora. Manual de enfermería. Traducción al español por Grenber Sonia. Nueva Editorial Interamericana. México 1977.
- Kozier, Bárbara y Dugas, Beverly. Tratado de enfermería práctica. Traducido al español por la dra. Hidalgo, María. Nueva Editorial Interamericana. S.A. México. 1974.
- Laguna, José. Bioquímica. 2da Edición. Editorial Foumier S.A. México 1972.
- Litter, Manuel. Farmacología. 7ma Reimpresión. Editorial El Ateneo. Buenos Aires. 1975.
- Madden J.S. Alcoholismo y farmacodependencia. Editorial El manual Moderno S.A de CV. México. 1990.
- Martínez, Amador Emilio. Diccionario Español Inglés Sopena. Editorial ramán Sopena. Barcelona España. 1981
- Roper, HJ, Logan W. Tierney A. Proceso Atención Enfermería. Traducción de la dra. Sánchez Lozano Eter. Nueva Editorial Interamericana. México 1984.

ARTES GRÁFICAS E ILUSTRACIONES

www.freepik.es
Diseño 1ra edición "Actúe y Sálvelos" 1994

www.ingramcontent.com/pod-product-compliance
Lightning Source LLC
Chambersburg PA
CBHW070649220526
45466CB00001B/356